健康科学 **ヘルスプロモーション**
# HEALTH PROMOTION

医学博士
# 和田雅史

# 齊藤理砂子

聖学院大学出版会

## はじめに

　私たちを取り巻く社会状況は時々刻々と変化しています。社会環境の整備や栄養摂取状況の改善、さらには教育の普及や医学の進歩は、私たち日本人の健康状況を飛躍的に向上させてきました。人生80年時代を迎え、どれだけ長く生きられるかを問うことから、いかに生きていくかを問うことが今日的課題となってきました。そして、人生をいかに生きるべきかを考えるときに、その礎になるものはやはり、健やかなる心身ではないでしょうか。人生の目標を明確にし、その目標に到達するためのひとつの手段として、健康を維持していくことは実りある生き方に通じるものです。

　本書は、1986年のWHO（世界保健機関）オタワ会議でのスローガンとして提唱された、現代的健康観としての「ヘルスプロモーション（Health promotion）」の理念を具体的に著すことに主眼をおいてまとめたものです。これまでの同様の書では、簡易な医学知識の切り売りというものが多かったように思われます。その意味からも、生涯にわたって必要とされるヘルスプロモーションとしての健康科学の知識を、現代科学の到達水準という視点から考え、できる限りにおいて最新の資料とともに提示したつもりです。

　実りある人生の基礎となり、生涯にわたっての健康認識の育成に寄与できることを切望してやみません。読者一人ひとりが積極的に健康を求め、健康生活を実践し、社会環境を改善することによって、初めてその意義がかなえられるものと考え、それが私たちの喜びとするところでもあります。

　最後に、本書の出版に際してお世話をいただいた聖学院大学出版会に感謝申し上げたい。

2016年1月

和田　雅史

# もくじ

はじめに　　　　　　　　　　　　　　　　　　　　　　　　　　　　3

## 第 I 章　健康の概念

1 ｜ 健康のとらえ方 ——————————————————————11
　　1.1　社会的価値と健康　　11
　　1.2　健康の現代的視点　　12

2 ｜ 現代社会と健康 ————————————————————————15

3 ｜ 健康とライフスタイル ————————————————————17

4 ｜ プライマリ・ヘルス・ケアとヘルスプロモーションの理念 ——21

## 第 II 章　健康な発育・発達

1 ｜ 発育・発達の一般的経過 ————————————————————27
　　1.1　身体の発育　　28
　　1.2　機能の発達　　30
　　　　1）生理機能の発達　　31
　　　　2）運動機能の発達　　33
　　　　3）精神機能の発達　　35

2 ｜ 理想的な発育 ————————————————————————37
　　2.1　良い姿勢　　37
　　2.2　理想的体型　　39
　　　　1）肥満　　39
　　　　2）痩身願望とボディーイメージ　　47

3 ｜ 身体の変化と疾病、身体のおかしさ ———————————48
　　3.1　骨折の増加　　48

3.2　顎の縮小と歯への影響　　51

3.3　背筋力の低下と姿勢の悪化　　54

3.4　視力の低下　　55

3.5　アレルギーの増加　　56

　　1）アレルギー性鼻炎（花粉症）　　58

　　2）アトピー性皮膚炎　　58

　　3）食物アレルギー　　59

3.6　疲れを訴える子どもたちの増加　　61

3.7　からだの変化の要因　　62

## 第Ⅲ章　健康と現代生活

### 1 ｜ 生活環境と健康 ───────────────────── 65

1.1　環境に適応する機能　　65

　　1）自然環境への適応　　65

　　2）人為的環境への適応　　69

1.2　文化的環境と健康　　71

　　1）生活環境と発育（地域差の問題）　　71

　　2）生活環境と疾病　　73

### 2 ｜ 食生活と健康 ───────────────────── 74

2.1　栄養素の種類とその働き　　74

　　1）糖質　　75

　　2）脂質　　75

　　3）タンパク質　　76

　　4）ビタミン　　77

　　5）無機質（ミネラル）　　80

　　6）水　　82

2.2　食生活上の現代的課題　　83

　　1）栄養摂取量の質的変化　　83

　　2）調理済み食品・即席食品の多用　　86

3）孤食化　87

4）糖分の過剰摂取　88

5）塩分の過剰摂取　90

6）その他の課題　92

# 3 | 喫煙・飲酒・薬物乱用と健康影響 ————————— 93

3.1　喫煙の健康影響　93

1）主流煙と副流煙による健康障害　94

2）喫煙による急性影響と慢性影響　94

3）未成年者の喫煙の危険性と防止対策　95

4）妊娠中の喫煙による影響　96

5）禁煙治療　97

3.2　飲酒の健康影響　97

1）アルコールによる健康障害　99

2）アルコールと社会問題　100

3）未成年者の飲酒の危険性　100

4）妊娠中の飲酒の危険性　104

3.3　薬物乱用と健康影響　104

1）乱用が問題となる薬物　105

2）薬物乱用がもたらす影響　105

3）薬物乱用対策への取り組み　108

3.4　それ以外の嗜好品　110

# 4 | 身体活動と健康 ————————————————— 110

4.1　現代人の運動実施状況　110

4.2　運動が身体に及ぼす影響　112

1）運動不足　112

2）運動の効果　114

3）運動障害　115

4.3　運動の生理的意義　117

1）呼吸・循環器系への影響　117

　　　　2）筋力や筋持久力への影響　117

　　　　3）骨や関節への影響　117

　　4.4　運動の生活実践化　118

# 5 ｜ 性と健康 ──────────────────────── 122

　5.1　性感染症（STD）　122

　5.2　妊娠・出産と健康　123

　　　　1）妊娠期間の健康　123

　　　　2）出産および出産後の健康　124

　　　　3）生殖補助医療と倫理的課題　124

　5.3　家族計画と人工妊娠中絶　126

　　　　1）家族計画　126

　　　　2）人工妊娠中絶　126

　5.4　男女共同参画社会　129

　5.5　エイズ（AIDS）　130

　　　　1）エイズ発見の歴史　130

　　　　2）HIV（ヒト免疫不全ウイルス）　132

　　　　3）エイズの諸症状　132

　　　　4）エイズの感染経路と予防　135

## 第IV章　精神の健康

# 1 ｜ 心の健康 ──────────────────────── 139

　1.1　脳の構造と機能　139

　　　　1）脳幹　140

　　　　2）小脳　140

　　　　3）大脳　140

　1.2　精神活動の発達　144

# 2 ｜ 欲求と適応異常 ─────────────────── 147

　2.1　欲求　147

　2.2　欲求不満　148

2.3　葛藤　148

2.4　適応機制　150

   1）合理的機制　150

   2）代償機制　150

   3）防衛機制　150

   4）逃避機制　151

   5）攻撃機制　152

2.5　適応障害（異常）　152

## 3 ｜ ストレス ─────────────────────── 156

3.1　ストレスの歴史的背景　156

3.2　自律神経と内分泌の作用　157

3.3　ストレス学説　159

3.4　ストレスと生体反応　161

3.5　現代社会のストレッサー　163

## 第Ⅴ章　現代社会の健康課題

## 1 ｜ 環境と健康 ───────────────────── 167

1.1　地球温暖化現象　167

1.2　オゾン層の破壊　169

1.3　ダイオキシン　172

1.4　放射能　176

## 2 ｜ 新たな健康課題の出現 ─────────────── 178

2.1　環境ホルモン（外因性内分泌かく乱物質）　178

   1）ホルモンと環境ホルモン　178

   2）化学物質の毒性　180

   3）環境ホルモンの影響と対策　183

2.2　食中毒Ｏ−157　187

2.3　感染症　189

   1）ノロウイルス　190

2）エボラ出血熱　191

3）強毒性新型インフルエンザ　192

〈参考資料〉──────────────── 195

1A．世界保健機関保健憲章前文（英文）　196

1B．世界保健機関保健憲章前文（和文）　197

2.「生活習慣病」という概念　198

3. 健康づくりのための身体活動基準2013　200

4. ニコチン依存度チェック　201

5. 簡単なアルコールの体質判定法　202

6. 飲酒状態の自己診断法（KAST-M, KAST-F）　203

7. 簡易ストレス度チェックリスト（自己評定用）　204

8. 職業性ストレス簡易調査票　206

9. 日本版パインズ・バーンアウト測定尺度　209

10. がんを防ぐための新12か条　210

11. AIDSの正しい理解のために　211

12. 感染症の分類　212

〈役に立つサイト・参考図書〉──────── 213

〈参考文献・サイト〉────────── 214

# 第 I 章　健康の概念

　昔から人間は、健康で楽しく充実した人生をすごすことを願ってきた。日本が世界一の長寿国（WHO「世界保健統計2014」）となった今、やはり健康で長生きをすることを現代人は願っている。それでは、健康とは何か、どのような状態が健康なのかを科学的に解明していかなくてはならない。ここでは、健康の概念を特に現代社会という観点から考えてみた。

## 1 ｜ 健康のとらえ方

### 1.1　社会的価値と健康

　生命や健康のとらえ方は時代の変遷とともに変化してきている。その社会の価値意識とあいまって変化してきたといえる。その意味からすると、将来的にも健康観は変わっていくものと予想されるが、少なくとも現代社会に根ざした健康観の確立ということを考えていかなくてはならない。

　昔から人間は健康を希求し、そのためにさまざまな生活の工夫をしてきた。これは、今日の社会においてもますますその傾向が強くなるばかりであるが、それでは、何のために健康を求めているのだろうか。健康を求める立場には2通りの立場があるといわれている。まず、健康ということを人生の目標としてとらえ、その目標に到達するために人間は生活し、努力していくという立場がある。私たちは、これを"目標としての健康"とよんでいる。これに対して、健康であるということによって、他の大きな目標を達成する可能性が生まれ、そのために、毎日の生活の中で健康であるということを願うという立場がある。これを"手段としての健康"とよんでいる。健康を到達すべき目標としてとらえるか、それとも手段としてとらえるべきなのかは、それぞれの人生観によっても分かれるところではあるが、健康をどちらに求めるにせよ、考えておかなくてはならないポイントである。

さらにもう1点、健康のとらえ方として考えておかなくてはならないことがある。それは、健康を評価するときにしばしば"平均値"あるいは"標準値"で評価するということである。このことは、健康を一般化してとらえるときには大変便利であり、わかりやすいことではあるが、平均とか標準という概念は相対的な概念であるということを理解しておく必要がある。例えば、形態的に身長が何cm以上なくてはならないとか、体重が何kg以下でなくてはならないとか、あるいは、機能的に血圧の数値や、血液の性状などがこの範囲に入っていれば正常であるということを健康の指標にしている。確かに、医学的にも客観化された健康の評価法であるには違いないが、ここで問題にしておかなくてはならないことは、相対的にとらえられた健康に対して、個人的条件をどこまで加味して健康を考えられるかである。私たち人間は、一人ひとりみな異なった素因を持って生まれついている。さらに、生育環境もみな異なっている。したがって、そのように異なった絶対的条件を持って生きている人間を、標準値あるいは平均値でとらえようとすると、しばしば間違いを起こすことになる。

健康に何を求め、そして一人ひとりの個人差をどのように考えて健康をとらえるかが、現代社会では問われている。

## 1.2 健康の現代的視点

ホイマン（H.S. Hoyman）は"健康と病気の生態学的模型"の中で、健康を成立させる要因として身体適性（Physical fitness）・精神的健康（Mental health）・精神的信念（Spiritual faith）の3つをあげている。

身体適性は、体力という意味合いとしてとらえることができ、どのような環境の下においても、生理的に適応できる強い体力をそなえているかどうかということである。精神的健康は、精神的疾病（精神病や神経症など）を患っていないかどうかを意味し、精神的信念とは、心の健康を維持していること、すなわち自身の人生の目標を持ち、あるいは揺るぎない信仰心を持ち続けることによって、毎日の生活を充実させているかどうかを意味している。そして、これ

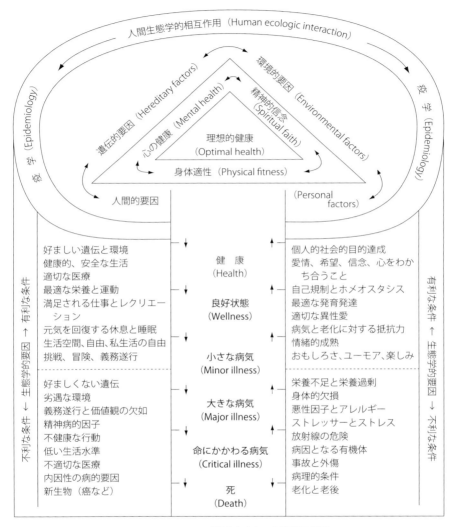

図1−1 ホイマン「健康と病気の生態学的模型」
(Hoyman, H.S., An Ecologic View of Health and Health Education. *Journal of School Health*, 35(3), 1965. Fig.1参照)

らの三要因が互いに良い関係を保つことによって、"理想的健康（Optimal health）"を成立させていくことができるとしている。

14　第Ⅰ章　健康の概念

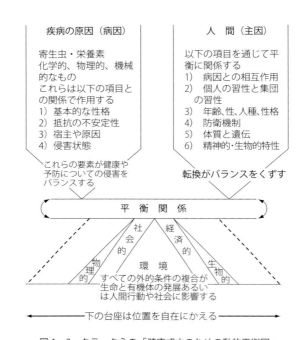

図1-2　クラークらの「健康成立のための動的平衡図」
(Leavell, H.R., Clark, E.G., et al., *Preventive medicine for the doctor in his community: an epidemiologic approach*, Mcgraw-Hill, 1965.
『健康教育』現代教育研究15、日本標準テスト研究会、1969年、163頁参照)

　さらに、健康(健康状態)というのは、どのような生命現象であるのかを表す言葉として使われるものであり、人間の"生"は、理想的健康状態から、死までの状態を流動しているものと考えられる。現在の健康は、明日の健康を予想するもととなっても、確約するものではない。ましてや1か月先の、あるいは1年後の健康は全く予想がつかない。一刻一刻私たちの健康は流動している、といってもよい。また、健康を成立させる要件の中には、個人と社会環境という条件がある。いくら健康認識が高く、個人のレベルで健康行動を実践していても、生活している社会環境が劣悪な場合には、その環境から影響を受けることによって健康を維持できなくなってしまうだろうし、その反対に、素晴らしく優良な社会環境が整っていても、1人の劣悪な状態の個人によって、良好な社会環境が悪化していくこともある。これは、現実の社会でもよく見られるこ

とで、感染症などの疾患はその典型的な例であるといえよう。

## 2 現代社会と健康

　毎年の各マスメディアをはじめとするさまざまな機関の調査でわかるのだが、「あなたが今一番大切に感じていることは何ですか？」、あるいは「悩みや不安を感じていることは何ですか？」という質問に対する答えで多いのは、「健康」である。自分の健康はもとより、家族の健康がきわめて大切であり、健康に暮らすことができれば楽しい人生を送ることができると考えている。

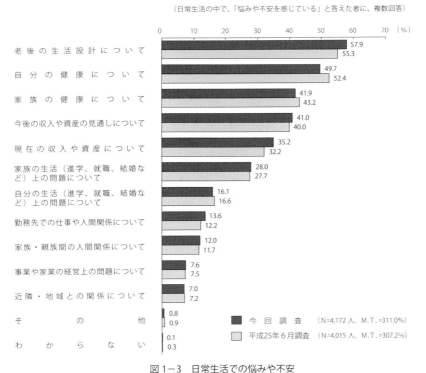

図1−3　日常生活での悩みや不安
(内閣総理大臣官房広報室「平成26年度　国民生活に関する世論調査」、調査結果の概要、図24)

この健康を希求する気持ちは、現代人においてはことさらに強いものであるようである。確かに健康法ブームなどもその一端を現している。町の書店にはありとあらゆる運動健康法、食物健康法の本が並んでいる。周りの人々を見ても、ジョギング健康法を一生懸命に実践している人がたくさんいる。健康のために何らかの健康法を実践している人は、現代人の実に約6割にも達しているという。

それでは、なぜこのように現代人は健康を追い求めているのだろうか。その1つの大きな理由として考えられるのは、現代社会を取り巻く状況ではないだろうか。社会が巨大化し、社会構造が複雑化した現代社会には、それだけ多くの健康を阻害する要因が増大してきたということにほかならない。心臓病などの生活習慣病が増加してきたアメリカでは、いち早くジョギングのブームが起こり、循環器に効果があるという説が提唱されるとビタミン剤ブームが起こる。このような社会現象は、今では全世界的現象であり、現代人の健康に対する危機感をまさに反映している。

新しい病気の出現や身体の変化の現象が起きているという報告が、多くの人々にとって、健康に対する危機と感じられてきていると思われる。また、特に発育・発達途上にある子どもたちには、その現象が顕著に現れているという報告が見られる。これらは現代社会が創り出している1つの現象であり、生活構造が変容してきたことにともなって出現してきたと考えられる。

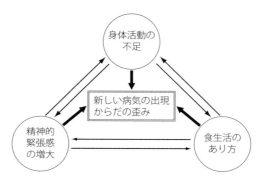

図1-4　疾病構造の変化とその要因

例えば、私たちの生活を見ても、建築物の高層化にともないエレベーターやエスカレーターが整備され、2階、3階に行くにもこれらを利用することにより、相対的に階段を利用する機会が少なくなってきている。車や電車などの交通手段の発達により、近くに行くにもこれらを手軽に使うことができる。また、労働形態を見ても、機械化、あるいはコンピュータ化により、人間は身体を動かさずに物を大量に生産することができるようになってきた。このように、科学の進歩が確実に私たちの生活の合理化に貢献し、豊かさや利便性をもたらした半面、生活の中での身体活動の極端な不足と精神的緊張感の増大が多くの弊害を生み出してきたといえる。

加えて、今日の食生活の中で、何をどの程度食べればよいのか、どのような食べ方をすればよいのかの認識が乏しく、飽食の時代を迎えて肥満症や生活習慣病の問題の他に、あり余る食物の中での現代的な栄養失調の出現が問題視されてきている。

このように、新しい病気の出現も身体の変容現象も、実はこれらの生活構造の変化によってもたらされているといってよいだろう。

## 3 │ 健康とライフスタイル

時代とともに、政治・経済・文化のあり方などの社会の仕組みが変わっていくことは言うまでもないことである。このような社会構造の変化は、私たちの生活の仕組み、例えば食生活や身体活動のあり方、あるいは住宅環境やモータリゼーションなど、生活様式にも変化をもたらすのは当然のことである。そして、この生活様式の変化が結果として、新しい疾病を生み出し、身体の変化をもたらしてきたといえる。

日本における死因順位の推移を見ても、1935～1950年頃（昭和10年～20年代前半）までは結核が第1位を占めていた。これは当時の社会環境、食生活、医学知識の低水準によってもたらされた状況として、人から人へうつる感染症として猛威をふるったものといえよう。しかし、時代の変化とともに、衛生環

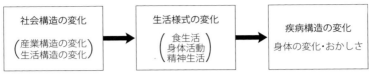

図1-5　社会構造の変化と疾病

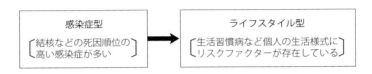

図1-6　疾病の成立要因の変容

境も改善され、食生活も豊かになり、医学の向上および国民一人ひとりへの医学知識の普及により、現代社会においては結核による死亡率は激減した。その代わりに1955年（昭和30年）以降では、食生活と身体活動のアンバランス、ストレス過剰などによる個人のライフスタイルに起因すると思われる、悪性新生物（がん）、心疾患、脳血管疾患などの病気がこれに取って代わってきた。特に悪性新生物（がん）は1981年（昭和56年）以降、今日に至るまで死因順位の第1位を占め、現代人の3人に1人がこの病気にかかるようになった。これは疾病構造の変容から考えると、従来の感染症型から、ライフスタイル型に変わってきたといえよう。

　この意味からも、今日の社会では個人のライフスタイル（生活様式）に着目しながら健康を考えていかなくてはならない。どのような物をどの程度食べるのか、どのように食べることがよいのか、あるいはどの程度の身体活動を実施することが望ましいのか、さらにはいかにしてストレスから脱却できるのかが重要となってくる。

　日本人の平均寿命（0歳児平均余命）は、2013年（平成25年）簡易生命表により、女性は86.61歳、男性は80.21歳となり、世界有数の長寿国となった。男女間の寿命差も6.4歳となり、男性中高年のがん死亡の多さが目立っている。

表1−1　死因順位の変化と年齢別の順位（老衰を除く）

|  | 総数（全年齢） | | 20〜24歳 |
|---|---|---|---|
|  | 1950年（S25） | 2012年（H24） | 2012年（H24） |
| 第1位 | 全結核 | 悪性新生物 | 自殺 |
| 第2位 | 脳血管疾患 | 心疾患 | 不慮の事故 |
| 第3位 | 肺炎及び気管支炎 | 肺炎 | 悪性新生物 |
| 第4位 | 胃腸炎 | 脳血管疾患 | 心疾患 |
| 第5位 | 悪性新生物 | 不慮の事故 | 脳血管疾患 |

（厚生労働省「人口動態統計年報」資料より）

## ■ライフスタイルと生活習慣病■

　食習慣、運動習慣、休養の取り方などの生活習慣によって疾病の発症や進行に影響する病気を生活習慣病とよんでいる。日本人の三大死因はがん、脳卒中、心臓病といわれているが、糖尿病や高血圧などの病気は、生活習慣を改善することによって病気の発症や進行を予防することができる。従来 "成人病" とよんでいたが、1997年2月に当時の厚生省は、発症を防ぐ一次予防対策を推進するために、単に加齢によって生起するものではなく、子どもでも大人でも毎日の生活習慣によって生起するものであるところから、"生活習慣病" という病名への変換を指示し、この概念が新たに導入された。（参考資料2「『生活習慣病』という概念」）

悪性新生物（がん）、心疾患、肺炎、脳血管疾患の四大死因で、死因全体の60％を超える状況に至っている。

　健康的な生活習慣は、食生活、運動、休養につきるのであるが、ブレスロー（L. Breslow）は7つの健康習慣をあげ、これが人の長寿に大きく影響することを報告している。しかし、個人の責任において生活習慣を変えることはなかなか困難なことである。健康に対する関心が高まり、健康知識を持っていても、毎日の生活の中で実践されなければ全く意味がない。日頃の生活習慣を振り返り、健康を自分で獲得していくという意識も重要である。

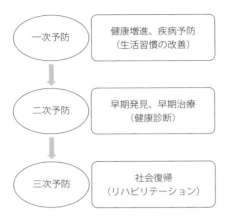

図1-7 生活習慣病の予防

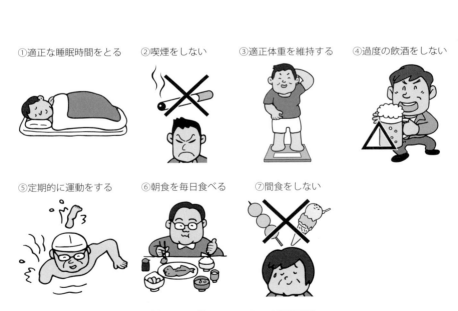

図1-8 ブレスローの7つの健康習慣
(Belloc, N.B., Breslow L., Relationship of physical health status and health practices. *Preventive Medicine*, 1, 409-421, 1972. 参照)

## 4 プライマリ・ヘルス・ケアとヘルスプロモーションの理念

　現代社会における健康問題の発生については、そのリスクファクターの大部分がライフスタイルにあることを指摘してきた。歴史的に見ると、健康の概念はその時期の社会的背景や社会的価値に対応しながら変遷してきた。WHOでも1980年まではプライマリ・ヘルス・ケアという考えに基づき、セルフケアの精神、すなわち疾病の自己責任性が強調された。プライマリ・ヘルス・ケアとは、健康を主体的に考え、健康を守ることができるシステムを確立する各国による取り組みであった。

　プライマリ・ヘルス・ケアの健康概念は、1978年にWHOとUNICEF（国際連合児童基金）が旧ソビエトのアルマ・アタ（現カザフスタンのアルトマイ）で開催した国際会議で提唱された。プライマリ・ヘルス・ケアの具体的な活動項目として、「健康教育、食物の確保と適切な栄養、安全な飲み水と衛生的な環境の確保、家族計画などの母子保健、予防接種による感染症の予防、風土病対策、病気やけがの手当て、必須医薬品の供給」をあげている。

　現代社会における健康問題の発生要因としてのリスクファクターの大部分がライフスタイルにあることが指摘されてきた。確かにライフスタイルが健康を左右していることは自明の理であるが、この考え方が突き進んでいくと、「健康を損なうのは、その人のライフスタイルが悪いせいである」という一方的な考え方になってしまう。

　1970年代後半には、健康は、環境・行動・遺伝・保健医療体制の四要因によって成立するという健康モデルをブラム（Henrik Blum）が発表している。ブラムはこの四要因の中でも特に環境要因が占める割合が非常に高いということを指摘している。折しも地球温暖化、酸性雨、環境汚染の問題が世界的な規模で広がりを見せる中で、環境、特に社会環境の健康への影響が強調されるようになった。

　このような背景をもとに、1986年カナダの首都オタワでWHO主催の「ヘ

ルスプロモーションに関する国際会議」が開催され、世界の人々の健康を願って採択された「オタワ憲章」の中で、ヘルスプロモーションの概念が提唱された。

　ヘルスプロモーションは直訳すれば健康増進ではあるが、WHOの提唱する概念に従えば、「ヘルスプロモーションとは、人々が自らの健康をコントロールし、改善することができるようにするプロセスである」と定義している。日本では、ヘルスプロモーションを「健康増進」という言葉に訳したことから、大きな誤解が生じている。WHOでは健康に役立つさまざまな行動や、生活状態の改善をするための教育や環境改善などの支援を併せて行うことであると規定している。個人のライフスタイルを包括的にとらえ、地域社会や個人に対する総合的な健康づくりをになうことであるとともに、生涯にわたる包括的な健康管理活動を個人や地域をベースに計画的に進めること、これがヘルスプロモーションそのものの考え方である。

　すなわち、健康を高めるために、本人が努力するとともに、国も健康を守り育てるように配慮し、または庇護することである。ヘルスプロモーションの考えは、健康増進と予防を合わせた一次予防、早期診断と早期治療を合わせた二次予防、リハビリテーションの三次予防をも含めた包括的概念である。ライフスタイルだけが健康を規定するものではなく、環境要因もまた健康を規定する重要な要因なのである。

　ヘルスプロモーションは、健康な人々だけを対象に考え出されたものではなく、あらゆる健康のレベルの人々を対象としているものである。これまでの健康教育が、人を対象として、知識・態度・行動・ライフスタイルの変容を目的としていたのに対し、ヘルスプロモーションでは人を取り巻く環境への働きかけをも目標としている点が、大きな違いといえる。

　「オタワ憲章」のあと、2005年にはタイのバンコクにおいて「ヘルスプロモーションに関するグローバル会議（第6回健康づくり国際会議）」が開催され、オタワ憲章の内容を改訂した「バンコク憲章」を採択している。バンコク憲章においては、ヘルスプロモーションの定義についても「ヘルスプロモーション

とは、人々が自らの健康とその決定要因をコントロールし、改善することができるようにするプロセスである」と訳されるようになった。

WHOが提唱しているヘルスプロモーションの概念の中で、検討すべき教育内容としては次のような項目がある。

---

### ①　ヘルスプロモーションにおける健康の条件（WHO, 1986）

身体的、精神的、社会的に健全な状態に到達するためには、個人や集団がそれぞれの目標を明確にし、要求を満たし、環境を変え、それらに対応していかなくてはならない。健康とは毎日の生活の根源的資力であって、人生の目的ではない。

健康とは、身体的能力だけでなく、社会的・個人的な資源という点を重視した前向きな考え方である。それゆえに、ヘルスプロモーションとは、ただ保健医療部門にゆだねられる責務というよりは、健康的なライフスタイルを超えて、幸福（ウェルビーイング）にまで及ぶものである。

健康のための基本的な条件と資源とは：

「平和」、「住居」、「教育」、「食物」、「収入」、「安定した生態系」、「持続可能な生存のための資源」、「社会的公正と公平性」である。

---

これまでの健康の定義は、「健康とは身体的、精神的および社会的に完全に良好な状態であって、単に病気でないとか、虚弱でないというだけではない……」という1946年のWHO設立時の「世界保健機関保健憲章前文」に提示されたものがよく知られていた（参考資料１Ａ・１Ｂ）。しかしながら、健康が人生や生活の目的となってしまい、人生や生活の目的を追求するための手段であるという概念がやや薄れてきているという問題が指摘されてきた。ここではあらためて、健康の問い直しがなされ、健康の社会性および健康と環境要因との関わりが強調されている。

② 健康改善のための 5 つのプロセス戦略（WHO, 2005）

◆唱道（advocate）：人権と連帯意識に基づいた健康を唱道する

◆投資（invest）：健康の決定要因に焦点をあてた持続的な政策、活動そして
社会的基盤（インフラ）に投資する

◆能力形成（build capacity）：
政策開発、リーダーシップ、ヘルスプロモーションの実践、知識移転や研
究、そしてヘルスリテラシーのための能力を形成する

◆規制と法制定（regulate and legislate）：
有害なものからの高水準の保護を保証し、すべての人々の健康と幸福
（well-being）のために平等な機会を可能とするための規制と法律を制定
する

◆共働と同盟形成（partner and build alliances）：
持続的な活動を創造するために、公的組織、民間組織、非政府組織国際組
織そして市民社会と共働し、同盟をつくる


　「バンコク憲章」では、グローバル化する世界を意識してヘルスプロモーショ
ンのプロセス戦略として上記の 5 つの戦略を取り込まれなければならないと
した。健康な社会の実現には、政治的な活動や幅広い市民の参加、持続的な啓
蒙活動が必要とされるとしたものである。

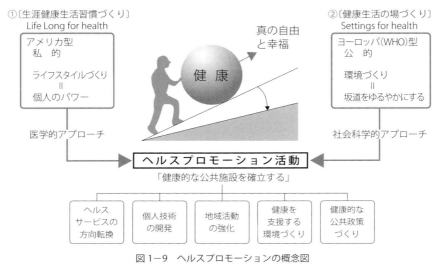

図1-9　ヘルスプロモーションの概念図
（島内憲夫・鈴木美奈子『ヘルスプロモーション』垣内出版、2012年、84頁より）

## WHOの活動

### ◆WHOの概要

　世界保健機関 (World Health Organization: WHO) は、「全ての人々が可能な最高の健康水準に到達すること」を目的として設立された国際連合の専門機関。1948年4月7日の設立以来、全世界の人々の健康を守るため、広範な活動を行っている。現在の加盟国は194か国であり、日本は1951年5月に加盟した。

　日本はWHO加盟国として、WHO総会や所属するWHO西太平洋地域の各種会合に積極的に参加し、日本の保健医療分野の対策に資するべく、国際的な情報を入手すると共に、世界の保健課題への貢献も行っている。

### ◆WHOの主な会合

　主な会合についての詳細は、厚生労働省HP「日本とWHO」のサイト内リンクから知ることができる。

　　・WHO総会（毎年1回開催）

　　・WHO西太平洋地域委員会（毎年1回開催）

　　・WHO執行理事会（毎年2回開催）

### ◆世界保健デー

　WHOは、4月7日を世界保健デーとし、毎年テーマを定めて世界的な取り組みを呼びかけている。

　　2015年テーマ：“food safety”　　　　　日本語テーマ：「食品安全」

　　2014年テーマ：“vector-borne diseases”　日本語テーマ：「節足動物が媒介する感染症」

　　2013年テーマ：“high blood pressure”　日本語テーマ：「高血圧」

（厚生労働省HP「日本とWHO」<http://www.mhlw.go.jp/stf/seisakunitsuite/bunya/hokabunya/kokusai/who/> 参照）

# 第 II 章　健康な発育・発達

## 1　発育・発達の一般的経過

　発育・発達には規則性があり、それを模式的に表したのが「スキャモンの発育発達曲線」（図2-1）である。このグラフは、20歳を100％として考え、各体の組織が発育・発達していく特徴を4つのパターンに分類してグラフ化したものである。

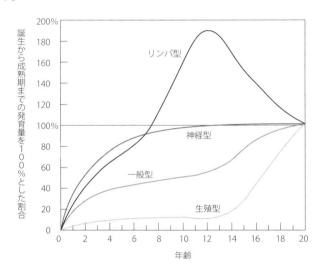

| ①一般型 | 全身の外形測定値（頭径を除く）、呼吸器、消化器、腎、心、大動脈、脾、筋全体、骨全体、血液量 |
|---|---|
| ②神経型 | 脳、脊髄、視覚器、頭径 |
| ③リンパ型 | 胸腺、リンパ節、間質性リンパ組織 |
| ④生殖型 | 精巣、卵巣、精巣上体、子宮、前立腺など |

図2-1　スキャモンの発育発達曲線
(Scammon, R.E., The measurement of the body in chilehodd. In Harres, J.A., Jackson, C.M., Paterson D.G., & Scammon R.E., (eds.), *The measurement of man*. University of Minnesota Press, 1930. 参照)

①一般型は、身長・体重や消化器、呼吸器などの発育を示し、乳幼児期と第二次性徴が現れる思春期に急激に発達する。②神経型は、脳、脊髄などが属し、乳幼児期に急激に発達し、6歳頃までに成人の90％程度に達する。③リンパ型は、免疫系に代表され、12歳頃までに急激に発達し、成人よりも組織重量が上回るが、思春期を過ぎると成人の大きさにまで縮小する。④生殖型は、陰茎、睾丸、卵巣、子宮などに代表され、第二次性徴が現れる思春期から急速に発達する。

## 1.1　身体の発育

身長や体重は、出生直後と9〜15歳頃に現れる第二次性徴期に急激に発育する。思春期は男児より女児のほうが1〜2年ほど早く始まるため、この時期は一時的に女児の平均身長が男児を上回る。

体重は、身長と同様に増加していく傾向が見られるものの、必ずしもその時期は一様ではなく、身長が急伸するときには体重も急増するが、身長の伸びが停止した後でも体重の増加は見られる。

身体の発育を評価する基本的な方法として、身長、体重の測定がある。これに加えて乳幼児期は頭囲と胸囲の測定、小学校入学以後は座高の測定がある。しかし、座高の測定は、「座高の測定値だけでは児童生徒の発育を評価できない」という理由から、検査を必須項目から削除することとなった。そして、座高の検査を必須項目から削除したことにともない、児童生徒の発育を評価する上で、身長曲線・体重曲線等を積極的に活用することが重要となった（文部科学省「学校保健安全法施行規則の一部改正等について（通知）」、2014（平成26）年4月30日付）。

### ■発育の評価方法：身長と体重の発育曲線■

現在の日本人小児の体格基準値は、「平成12年度の乳幼児身体発育調査報告」（厚生労働省）と同年度の「学校保健統計調査報告」（文部科学省）に準拠

することになっており、これらに基づいて子どもの肥満ややせなどの体格評価がなされる。

　厚生労働省と文部科学省の2000（平成12）年度データを用いて、0～18歳の身体発育基準について表した身長・体重発育曲線図を図2−2に示す。図の中の上にある7本の曲線が身長の発育曲線基準線で、下の7本の曲線が体重の基準線になる。この7本の基準線は上から97、90、75、50、25、10、3パーセンタイル曲線といい、図2−2に示した基準線に沿って、ある子どもの身長や体重の発育曲線が経過していれば、正常な成長をしていると判断できる。ある子どもの身長や体重の発育曲線が、図2−3、図2−4に示すように上下2本の基準線を横切って上向き、あるいは下向きになっていると、異常と判断される。

　個々の子どもの身長・体重の発育曲線を描くことにより、栄養不良または肥

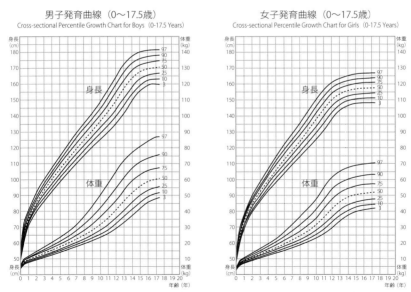

平成12年乳幼児身体発育調査報告書（厚生労働省）および平成12年度学校保健統計調査報告書（文部科学省）の源データをもとに作成
作図：加藤則子、村田光範

図2−2　身長と体重の発育曲線作成基準図
（公益財団法人日本学校保健会「児童生徒の健康診断マニュアル（改訂版）」、2006年、40頁より）

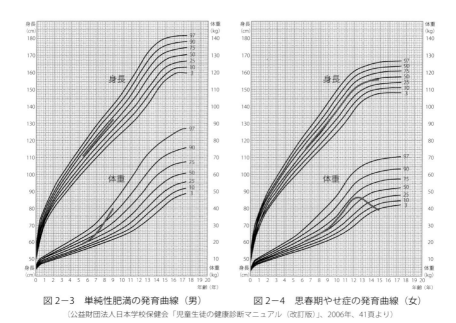

図2-3　単純性肥満の発育曲線（男）　　図2-4　思春期やせ症の発育曲線（女）
（公益財団法人日本学校保健会「児童生徒の健康診断マニュアル（改訂版）」、2006年、41頁より）

満・やせ傾向、低身長・高身長、性早熟症等の発育の異常や疾患が早期に発見でき、早期治療につなげられるため、健康管理に活かすという点においてもきわめて重要である。また、発育には個人差、男女差があるので、身長・体重の発育曲線等を用いて発育にともなう変化を子ども自身に自覚させることも大切である。

## 1.2　機能の発達

　人間の新生児は、産まれた時点では立つことも食べることも自分ひとりではできない未熟な状態で生まれる（「生理的早産」、A．ポルトマン『人間はどこまで動物か』）ので、生きていくには他者の世話が必要となる。そのため、機能の未熟さやその発達の過程について理解することは、健康を保持増進していく上でも重要となる。

機能の発達は、身体の発育とともに、生理機能や運動機能、言語、情緒、社会性等の精神機能の発達が互いに刺激、関連し合いながら遂げられていくと考えられている。

以下、1）生理機能、2）運動機能、3）精神機能に分けて、発達の一般的な原理、原則について概説する。

## 1）生理機能の発達

生理機能には、体温調節、呼吸機能、循環機能、消化吸収機能等がある。人間の新生児は、生理的早産により、これら生理機能も未熟な状態でこの世に生を受ける。以下、乳児の生理機能の特徴やその発達過程について概説する。

### ① 体温調節

乳児は、成人と比較して基礎代謝が高いため、それによる熱産生が多く、体温が高い。一方、体重に比べて体表面積が大きいことや皮下脂肪組織が少ないことから熱放散が起こりやすいため、周囲の環境温度の影響を受けやすく、低体温に陥りやすい。そのため、環境温度や衣類の調節が重要である。また、新生児や乳幼児では体温調節中枢や発汗機能が未熟であるため、熱中症等への注意が必要である。

### ② 呼吸機能

乳児は、肺機能が未熟であり、1回の換気量は少ないが、体重あたりの酸素消費量が多いため、1分間の呼吸数は成人よりも多い。新生児の呼吸回数は50回前後であるが、年齢とともに徐々に減少していく。乳児の呼吸の型は複式呼吸であり、胸式呼吸に変わるのは2歳以降である。また、口呼吸ができるのは生後3か月以降とされている。そのため、それまでの授乳時は鼻をふさがないように注意が必要である。そして、7歳以降になると、成人と同じように呼吸ができるようになるとされている。

### ③ 循環機能

心拍数は年齢とともに少なくなっていくが、体温、活動、心理状態等の影響を受けて変動することがある。血圧は心拍出量と血管の弾力性の変化によ

り、成長とともに高くなっていく。

### ④ 消化吸収機能

乳児期の噴門（胃の入口）や幽門（十二指腸につながる胃の部分）は未発達なため、乳汁やミルクが容易に逆流しやすい。これを溢乳というが、生理的なものである。乳歯は6〜8か月頃から生えはじめ、徐々に捕食、咀嚼、嚥下による食べる機能が発達していく。永久歯は6歳前後から生えはじめ、12〜13歳で生えそろう。

### ⑤ 排泄機能

乳児は、尿の濃縮力が低く、腸の動きも活発であるため、特に出生直後は頻繁に排尿、排便をする。そのため、多くの水分が必要となる。体重あたりの尿量も多くなるため、脱水症にならないように注意が必要である。成長するにつれて排尿、排便の回数が減っていき、便は水溶性から軟便に変化していく。

### ⑥ 体液調節機能

体重あたりの体水分量は、新生児で約80％、生後3〜6か月頃で70％、1歳頃は約60％となり、年齢とともに体重あたりの水分量が低下する。乳児は体表面積が大きいため、不感蒸泄（皮膚および呼気から無自覚のまま蒸発する水分。発汗は含まない）も多く、脱水症になりやすい。

### ⑦ 免疫系

免疫とは、自己でないものを攻撃し、排除しようとする生体防御機構である。ウイルスや細菌など病気の原因となる病原体が体内に侵入したとき、体は非自己と判断し、排除することで病気から免れる。先天的に備わる自然免疫（先天性免疫）と、後天的に得られる獲得免疫がある。獲得免疫には、能動免疫（生後、感染や予防接種等により獲得する免疫。病気の罹患後やワクチンの接種により自ら抗体をつくる）と受動免疫（他の生体にできた抗体を投与することによって得られる免疫。予防注射やジフテリア・破傷風の血清療法等がある。母体から胎盤を介して胎児へ抗体が移行することも含まれる）がある。

母親が持っている特定の病原体に対する抗体が新生児に渡される受動免疫の効果は、数か月しか持続せず、6か月頃になくなる。受動免疫の消失後は、自分で抗体をつくっていく（能動免疫）。免疫力を向上させる扁桃、リンパ節等のリンパ組織は、生後から12、13歳頃までに急激に成長し、成人よりも上回るが、思春期過ぎから縮小し成人と同様の重量になる。

## 2）運動機能の発達

　新生児期から乳児期では、反射運動が中心であるが、乳児後期には自らの意思をともなう運動である随意運動に徐々に移行していく。この随意運動は、多くの感覚器からの情報が脳へ送られ、送られた情報をもとに脳で計画される。そして、その計画を実施するために、神経を通じて筋肉へ命令が行き、筋肉の動きにより骨が動き運動が起こる。これら一連の流れにおける発達がそろうことで、随意運動が可能となっていく。学童期になるまでには、神経系と筋肉系の飛躍的な成長にともない、運動機能は増大する。10歳頃までには、神経がほぼ髄鞘化する（神経細胞の軸索を包む円筒状の層が形成され、軸索を通る信号のスピードが速くなる）ので、走る、跳ぶ、投げるなど多様な運動ができるようになる。

　出生後の運動機能の発達には一定の順序、規則があり、①頭部から体幹下部へ、②中枢から末梢へ、③全体から部分へ、④両側から片側へ、⑤粗大から微細筋へ向けて発達が進む。例えば、粗大運動の発達では、3〜4か月で首がすわり、7〜8か月でお座りができるようになる。そして、8〜10か月になると、つかまり立ちができるようになり、12〜18か月で自立歩行が可能となる（表2−1）。手の動きの発達では、3〜5か月頃にガラガラを握ることができるようになり、その後、7〜8か月頃には、親指と人差し指で物をつかむことができるようになる。そして、1歳6か月頃になると、積み木を積む動作が可能となる。

　発育発達の進み方は、男女差、年齢差、個人差が見られるため、一人ひとりの個人差を考慮しながら、望ましい対応、支援を考えていくことが重要である。

34　第Ⅱ章　健康な発育・発達

### 表 2−1　一般調査による乳幼児の運動機能通過率

(%)

| 年　月　齢 | 首のすわり | ねがえり | ひとりすわり | はいはい | つかまり立ち | ひとり歩き |
|---|---|---|---|---|---|---|
| 2月〜3月未満 | 11.7 | 1.1 | | | | |
| 3〜4 | 63.0 | 14.4 | | | | |
| 4〜5 | 93.8 | 52.7 | 0.5 | 0.9 | | |
| 5〜6 | 98.7 | 86.6 | 7.7 | 5.5 | 0.5 | |
| 6〜7 | 99.5 | 95.8 | 33.6 | 22.6 | 9.0 | |
| 7〜8 | | 99.2 | 68.1 | 51.1 | 33.6 | |
| 8〜9 | | 98.0 | 86.3 | 75.4 | 57.4 | 1.0 |
| 9〜10 | | | 96.1 | 90.3 | 80.5 | 4.9 |
| 10〜11 | | | 97.5 | 93.5 | 89.6 | 11.2 |
| 11〜12 | | | 98.1 | 95.8 | 91.6 | 35.8 |
| 1年0〜1月未満 | | | 99.6 | 96.9 | 97.3 | 49.3 |
| 1〜2 | | | | 97.2 | 96.7 | 71.4 |
| 2〜3 | | | | 98.9 | 99.5 | 81.1 |
| 3〜4 | | | | | 99.4 | 92.6 |
| 4〜5 | | | | | 99.5 | 100.0 |

（厚生労働省「平成22年乳幼児身体発育調査結果報告書」表11−1）

### 表 2−2　一般調査による乳幼児の言語機能通過率

(%)

| 年　月　齢 | 単語を言う |
|---|---|
| 7月〜8月未満 | 2.2 |
| 8〜9 | 6.5 |
| 9〜10 | 9.0 |
| 10〜11 | 21.3 |
| 11〜12 | 40.9 |
| 1年0〜1月未満 | 57.6 |
| 1〜2 | 69.9 |
| 2〜3 | 79.1 |
| 3〜4 | 86.1 |
| 4〜5 | 88.8 |
| 5〜6 | 89.1 |
| 6〜7 | 94.7 |

（厚生労働省「平成22年乳幼児身体発育調査結果報告書」表11−2）

子どもの体力の低下が懸念されている現代においては、子どもたちが屋外でも安心して楽しく遊べる地域づくりや、適切な運動を取り入れた生活づくりなどを考え、子どもたちが積極的に体を動かすことのできる場を、日常生活の中で増やしていくことが大切である。

## 3）精神機能の発達

　精神機能の発達については、①言語、②社会性、③情緒に分けて概説する。

## ①　言語の発達

　生後2〜3か月頃になると、「アーアー」「ウー」「ブー」等、話し言葉のもととなる喃語が出るようになり、声をかけるとその声に反応するようになる。1歳頃になると、盛んに大人の声を聞いて真似るようになり、「ママ」「ワンワン」「ブーブー」など、意味のある言葉を話すようになる（始語）。その後、語彙が増加し、2歳から2歳半頃になると、「ワンワン・きた」「ママ・だっこ」のように、言葉を2つ以上つなげて話をするようになる。3歳頃からは、自己主張も強くなり、話す言葉が長くなっていき、5歳頃になると、はっきりとした発音で話ができるようになる。

## ②　社会性の発達

### 乳児期

　生後3〜4か月頃では、あやすと微笑むようになり、生後5〜9か月頃になると、人見知りをするようになる。そして、9〜10か月頃には後追いをするようになる。

　乳児期は、保護者など特定の大人との継続的な関わりを通して、情緒的な絆が深まり愛着が形成されていき、人に対する基本的信頼感が育まれていく。その際に、スキンシップをとりながら、コミュニケーションをはかることは、基本的信頼感の育みに、大きな役割を果たすと考えられている。

## 幼児期

1歳頃から大人の簡単な言葉がわかるようになる。3歳頃になると、自我が芽生えはじめるため、反抗的になり、大人の言うことに対して「いや」と言ったりするようになる。

幼児期は、身近な人や周囲の物などに対して、興味・関心が広がり、認識力が発達していく時期である。また、子ども同士で遊ぶことを通して、豊かな想像力が育まれるとともに、道徳性や社会性が芽生えはじめる。そして、子ども同士の体験活動を通して、他者の存在や他者の視点に気づき、自己発揮、他者受容へとつながり、自己肯定感を獲得していく。また、幼児期は食事や排泄、睡眠などの基本的生活習慣が形成されていく時期でもある。

## 学童期

学童期前半の子どもは、善悪についての理解と判断ができるようになり、集団や社会のルールを守る態度が見られる。少子化、都市化が進み、地域との地縁的つながりが希薄化する現在においては、家庭における子育て不安の問題や子ども同士の交流の減少により、社会性を十分に身につけていない状況で小学校に入学する子どもが見られる。そのため、集団生活になじめない問題が生じている（小1プロブレム）。

学童期後半の子どもは、自己肯定感を持ちはじめる時期であるが、発達の個人差が大きいため、自尊感情が低下するなどして、劣等感を抱きやすくなる時期でもある。また、この時期はギャングエイジともいわれ、閉鎖的な同年齢の仲間集団をつくり、遊びや行動を楽しむ姿が見られる。遊びなどの集団活動の中では、集団の規則を理解し、自分たちで決まりをつくったり、ルールを守ったりするようになる。

## 青年期

青年期前期になると、第二次性徴の発現が始まり、さまざまな葛藤を繰り返し乗り越えていきながら、自制心や自立心が確立していく。この時期は、親子のコミュニケーションが不足しがちになるが、その一方で、友人や仲間同士との関係が重要な意味を持つようになっていく。

青年期後期になると、親から精神的に自立し、社会への参画、貢献をするようになる。

### ③　情緒の発達

情緒とは、折にふれて生じるさまざまな感情や思い、こころもちのことをいう。情緒の発達は、非常に単純である快・不快の2つの感情から始まり、年齢とともに複雑になっていく。乳児期は、視覚、聴覚、触覚などの五感により、快、不快を感じ分ける。この時期は、不快を取り除き、快を与えてくれる人との基本的な信頼感が重要であり、この信頼感は、子どもが発している要求を正確に理解し、その要求に応じた適切な対応をとることにより育まれていく。

幼児期になると、情緒が分化し、怒り、嫌悪、恐れを抱くようになり、5～6歳では、大人の持つ情緒のほとんどを身につけるようになる。

# 2 ｜ 理想的な発育

## ▌ 2.1　良い姿勢

礼儀・作法を重んじる日本の社会では、従来から姿勢について、厳しくしつけられてきた。ところが、生活の欧米化は姿勢にも影響を及ぼした。例えば、椅子に座る習慣は、それまでの正座の習慣を一変させ、背もたれに背中を当てることにより、楽な姿勢を得ることになった。このことは姿勢教育という面から見ると、背筋を伸ばし、胸を張った、いわゆる良い姿勢の維持ということに関しては、悪影響を及ぼしてきたと考えられる。今日、学校においても、家庭においても、姿勢についてはあまり注意されずに、むしろ楽な姿勢を容認していくという風潮がある。また一方では、姿勢の維持に必要とされる筋力の低下現象が見られ、特に学齢期における子どもたちの背筋力の低下現象が顕著となり、姿勢の悪さが問題視されはじめた。このことは、子どもたちの脊柱側弯症の増加にも関係があるという報告がある。

丹波昇は、正常姿勢と不良姿勢とを統計的に比較してみると、不良姿勢の者には正常姿勢の者よりも次のようなことが起こっていると述べている（『姿勢教室』、1985年）。①病気や不定愁訴が多い、②近視が多い、③機能が衰え、精神的不安定を増大する、④美容上マイナスとなる、⑤けがをしやすくなる、⑥疲れやすくなる、⑦声が出なくなったりする、など。これらのことは、いずれも姿勢の歪みが原因となって引き起こされるもので、現代人にはきわめて多くなっていることがわかっている。

それでは、なぜ不良姿勢の者が増加しているのだろうか。これには、いくつかの条件が考えられる。1つは、生活習慣上のものである。座る、歩くなど日常生活上に見られる動作・姿勢が、時間の経過とともに習慣化していくことに原因があるとするものである。勉強するとき、食事をするとき、またテレビを見るときに、どのような姿勢を保つかが、姿勢に影響を及ぼす。最近は、若い女性にハイヒールを履く人が増えてきているが、ヒールが高ければ高いほど、膝が曲がり、腰の前弯が強くなり、腰痛の原因になることがわかっている。せ

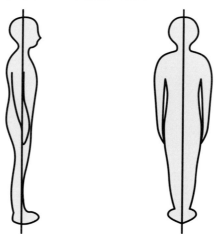

B．側面から見た場合　　　　　A．背面から見た場合
（耳たぶ、肩、腰、膝の関節の中央とくるぶしの少し前の5点が垂直線上に並ぶ姿勢）

図2-5　良い姿勢
（丹羽昇『姿勢教室』同文書院、1985年、11頁参照）

いぜいヒールの高さは3センチ程度までにしないと影響が出て姿勢が悪くなる、という報告もある。また、人間には利き手、利き足があり、無意識によく使うほうがある。このことは、姿勢を考えるときには重要なことであり、姿勢のアンバランスを生む1つの要因と考えられる。

2つ目は、運動習慣上の問題である。運動によって、よく使う部位の筋肉が発達して、アンバランスな姿勢ができあがってしまうというものである。例えば、野球選手が、利き手の肩に筋肉がつきすぎてしまい、左右アンバランスな体型になってしまうことはよく見かけることである。

3つ目は、疾病や傷害が原因で、姿勢が歪んでしまう場合である。骨の発育異常や細菌性の感染症などによって引き起こされて、体型に影響が出てくることが多い。また、身近な傷害の例としては骨折があり、骨折後の不良姿勢がある。骨折も最後まできちんと治療しておかないと問題が残る。

それでは、正しい、良い姿勢とはどういうものなのだろうか。生理学的に正しい姿勢とは、頭の重心も、胴の重心も一直線上にあって、それが脚の線に直接的につながっていること。正常体位では、耳珠部から肩関節、股関節そして膝関節を通って、足の外果（外くるぶし）を結ぶ一直線上にあることが望ましい（図2−5）。正しい姿勢のときには、心身の機能が正しく働き、正しくない姿勢のときには、心身の機能が低下し、心理的にも意欲が減退してしまう。それゆえに、常に正しい姿勢の保持に積極的に努めなくてはならない。

## 2.2 理想的体型

### 1）肥満

肥満とは、「身体に脂肪が過剰に蓄積した状態」をいう。必ずしも体重が多いとか、見た目に太っているということだけで肥満ということにはならない。

日本人の肥満傾向は1990年頃から年々深刻化し、肥満先進国に近づいていった。肥満そのものは形態的な傾向を示すにすぎないが、病的範囲としての肥満症は、死因順位の高い生活習慣病（成人病）と密接に関係しているところか

ら、健康問題として重要視されている。

　2011年度の「学校保健動向」では、肥満傾向の者は小中高生で約10％前後にとどまり、この数年では横ばいとなっている。また、2013（平成25）年度の厚生労働省の「国民健康・栄養調査」によれば成人の肥満は男性では28.6％、女性では20.3％であり、この10年ではあまり変動が見られない傾向にある。

① 肥満の分類

　肥満の分類にあたっては、病理学的な脂肪細胞の状況や発育年齢に当てはめて小児性肥満、中高年肥満などの分類もあるが、ここでは日本肥満学会が程示している肥満の分類を示しておきたい。

【臨床医学上の分類】
▶原発性肥満（単純性肥満）：体質を背景に食生活、身体活動、
　　　　　　　　　　　　　　精神因子などの行動要因や環境要因による。
▶二次性肥満（症候性肥満）：特定の原因疾患に基づく肥満で、
　　　　　　　　　　　　　　遺伝、内分泌異常などの要因による。

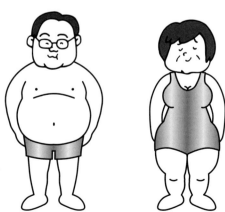

上半身（りんご型）肥満　　　　　　　　　　　下半身（洋ナシ型）肥満
　主に内臓脂肪　　　　　　　　　　　　　　　　主に皮下脂肪

図2-6　上半身肥満と下半身肥満

現代社会に出現する肥満の95％は、原発性肥満であるといわれ、特に過食と運動不足のアンバランスによって摂取エネルギー量が消費エネルギー量よりも相対的に過剰になるために起こるものが多い。また、最近では、ストレスによる摂食障害（異常）を起こす人が多く、過食症や拒食症に気をつけなくてはならない。二次性肥満は、原因のはっきりとした肥満と考えられる。遺伝要因では、両親ともに肥満である場合に、子どもが肥満となる頻度は60〜80％、片親が肥満の場合には50％、両親とも肥満ではない場合には10％以下と考えられる。内分泌性肥満には、クッシング症候群、インスリノーマ（膵臓に生じるインスリン分泌内分泌腫瘍）、あるいは甲状腺機能低下症などがあげられる。

【形態上の分類】
▶上半身（りんご型）肥満：脂肪蓄積の状況が上体に多く蓄積している。
　　　　　　　　　　　　　身体全体としては丸みを帯びて見える。
▶下半身（洋ナシ型）肥満：脂肪蓄積の状況が下体に多く蓄積している。
　　　　　　　　　　　　　身体の下半身に脂肪が多く蓄積しているところから、
　　　　　　　　　　　　　やや三角形型に見える。

　肥満を形態的にとらえると、上半身に脂肪が蓄積している状態で視覚的にはりんご型とも称されるのが上半身肥満。それに対して下半身に脂肪が多く蓄積している状態で、洋ナシ型とも称されるのが下半身肥満である。上半身肥満は下半身肥満に比較し糖尿病や高脂血症、動脈硬化などの成人病の危険性が高い傾向にある。

【脂肪の分布状況による分類】
▶内臓脂肪型肥満：腸間膜や大網などの腹腔内に脂肪が過剰に蓄積している。
▶皮下脂肪型肥満：皮下を中心に脂肪が蓄積している。

　欧米では従来、上体肥満と下体肥満という脂肪の分布状況による分類を行っ

## ■メタボリックシンドローム（内臓脂肪症候群）■

　WHOにより1998年に定義された病態を表す考え方に基づき、日本肥満学会、日本内科学会など日本医学会の8学会が2005年4月にメタボリックシンドロームの診断基準（8学会合同基準）をまとめ、公表した。メタボリックシンドロームとは直訳すれば、代謝異常症候群という意味合いであるが、ここでは内臓脂肪型肥満を意味し、死因順位の高い生活習慣病と密接に関係しているところから医学的には重要視されている。

　日本ではまず腹囲（ウエスト周囲径）により判別をし、男性85cm以上、女性90cm以上の者を対象とした。これらに該当した場合には、血圧、空腹時血糖、血中脂質の3項目を測定する。3項目のうち2項目以上が該当するとメタボリックシンドロームと判定される。

　＊血圧値……最高（収縮期）血圧130mmHg以上、最低（拡張期）血圧85mmHg以上、のどちらか一方か、両方が該当する場合

　＊空腹時血糖値……110mg/dL以上

　＊血中脂質値……中性脂肪150mg/dL、またはHDLコレステロール40mg/dL以下、のどちらか一方か、両方が該当する場合

てきたが、内臓脂肪量と皮下脂肪量の蓄積状況がいくつかの病態を明らかにしていく上で重要と考えられてきている。すなわち内臓脂肪型の肥満のほうがより死因順位の高い生活習慣病などの疾患に関連が深いといわれている。

　2008年より厚生労働省は、40〜74歳の人を対象に、「特定健康診査」を義務づけ、メタボリックシンドロームと判定された場合には、さらに「特定保健指導」を受けなければならないとした。男性の約50％、女性の約25％が該当するという報告がある。しかしながら、この診断基準をめぐっては専門家からは異論が相継いでいる。例えば、基準の1つである腹囲については、世界中を見回しても男性が女性よりも厳しい国は日本だけであり、基準をめぐって見直しの必要性が検討されている。

腹囲の科学的な測定方法も腹部肥満を診断するための腹囲の科学的な基準値も確立していないので、現時点では、腹囲は必須要件ではないという意見が出ている。

② **肥満の成立要因**

肥満の成立を考えるときに、1つの要因によって肥満が成立していくことは少ない。特に生活の中で獲得していく要因の場合には、いくつかの要因が重なり合って肥満を成立させていくことが多い。図2－7は肥満の成立要因を図式化したものである。①過食・間食・偏食などの食生活、運動不足などの行動要因、②生活の都市化、モータリゼーション、ストレス化社会、労働形態の変化に象徴される環境要因、そして、③遺伝的素因、糖・脂質代謝異常などの代謝要因、これら三要因によって肥満症が成立するものと考えられる。現代社会に出現する肥満の多くは、このうちの行動要因と環境要因に規定されて増加してきているといわれている。

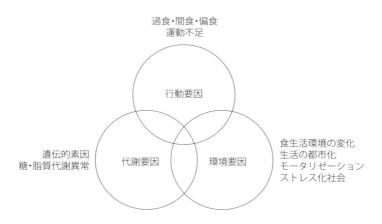

図2－7　肥満の成立要因
（吉松博信、坂田利家「肥満症の原因とそのメカニズム」、
『からだの科学』184号、日本評論社、1995年、31頁参照）

### ③ 肥満の判定

先にも述べたように、肥満を判定するには、単に体重が重いとか、太って見えるとかで判定するのではなく、脂肪組織の過剰によるものであるところから、理論的には体脂肪量を判定することが必要となる。そして体脂肪量を測定する方法として、大きくは2つの方法が一般的である。

■脂肪量（率）を測定して肥満度を求める方法■

これには、次のような方法がある。

1. 体比重を求め脂肪量を測定する。
2. 体水分量からLBM（lean body mass）を求める方法
3. 皮下脂肪厚の測定による方法
4. 二重X線吸収法
5. 生体インピーダンス（電気抵抗）法　　　など

最近では家庭でも簡単に体脂肪量を測定できる器具も普及している。

【皮脂厚計による肥満の判定（日本肥満学会による）】

＊　皮下脂肪厚の測定には、皮脂厚計を用いる。

＊　皮脂厚の計測部位：上腕背部中央および肩甲骨下内縁の2点

＊　肥満の判定：上記2点の皮脂厚の加算値が男子で35mm以上、女子で45mm以上を肥満と判定する。

■体形をもとに算出して肥満度を求める方法■

脂肪蓄積の程度は、身長あたりの体重に比例することがわかっているので、一般的には肥満度を身長・体重などをもとに算出し判定している。これまで世界的には140以上の計算式が発表され使われてきているが、人種・年齢・性差などを考慮して、日本では従来7～8の計算式が医学的信頼を持って使われてきた。このように、ばらつきのある計算式を統一しようとWHOは基準となる計算式を1994年に発表している。それがBMI法である。

| 表 2−3　BMIによる肥満度分類 | | |
|---|---|---|
| B M I | 日本肥満学会による判定 | WHOの判定 |
| 18.5未満 | 低体重 | Underweight（低体重） |
| 18.5以上25.0未満 | 普通体重 | Normal range（正常） |
| 25.0以上30.0未満 | 肥満（1度） | Preobese（前肥満） |
| 30.0以上35.0未満 | 肥満（2度） | Obese class（Ⅰ度） |
| 35.0以上40.0未満 | 肥満（3度） | Obese class（Ⅱ度） |
| 40.0以上 | 肥満（4度） | Obese class（Ⅲ度） |

BMI35以上が「高度肥満」と定義され、診断や治療の対象と位置づけられた。
（一般社団法人日本肥満学会「肥満症診断基準2011」）

| 表 2−4　標準体重による肥満度 | |
|---|---|
| 判定 | 肥満度（％） |
| やせ | -10%未満 |
| 普通 | -10%以上 +10%未満 |
| 過体重 | +10%以上 +20%未満 |
| 肥満 | +20%以上 |

（日本肥満学会「肥満症診断基準2011」）

## 【BMI法（Body Mass Index）】

　WHOが世界基準としてのBMI法を発表した後、日本でも厚生労働省や日本肥満学会ではこの計算式を公認し、2000年には日本肥満学会が日本人の肥満判定における基準を公表した。計算式とその指標は以下のとおりである。2011年9月、「肥満症の診断基準」の見直しが行われ、新しい診断基準が示され、BMI35以上が「高度肥満」と定義された。

$$BMI = 体重kg ÷ （身長m）^2$$

## 【標準体重】

　統計学的に見て、身長に対して最も理想的な体重を標準体重とよんでいる。日本では長く標準体重を（身長cm−100）×0.9として表していたが、BMI法の発表と同時に、日本肥満学会では計算式を改めた。

$$標準体重kg = （身長m）^2 × 22$$

## 【肥満度計算】

　BMIでは25以上を肥満としているが、さらにその肥満の程度を計算する方法に肥満度計算がある。

$$肥満度（％）= （実測体重kg − 標準体重kg）÷ 標準体重kg × 100$$

## ■他の計算式■

これまで日本では、ケトレー指数、ブローカ指数、リビ指数などが信頼性を持って使われてきたという歴史があるが、その中でも、現在も使われている計算法に、ローレル指数がある。これは　体重kg ÷（身長cm）$^3$ × $10^7$ として算出される。100～160の範囲に入っていれば標準域としたものである。学童期の子どもの肥満度の評価に適合する。

【体脂肪の蓄積状況から見た肥満の判定】
　日本人と欧米人ではこの評価基準は異なるが、日本人の場合は次のようになる。
　　　　W（ウエスト）cm ÷ H（ヒップ）cm　　により求め、
男子1.0以上、女子0.9以上を上半身肥満と判定する。

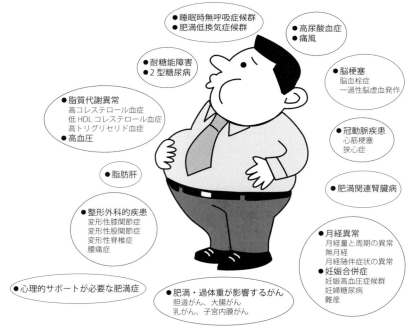

図2-8　こんなに多い肥満の合併症
（一般社団法人日本肥満学会「肥満症診断基準2011」参照）

## 2）痩身願望とボディーイメージ（体型誤認）

　高校生を中心として、ダイエット効果があることを期待して覚醒剤まがいの薬物を街角で購入することが問題となっている。なぜそこまでしてやせねばならないと思うのだろうか。最近、過度なダイエットで体調を壊したり、無気力・活動意欲の減退を引き起こす子どもたちも多い。しかし、必死にダイエットを実行している子どもたちの中には、見た目には太っているとは思えない者もたくさんいる。太ってもいないのに、自分は太っていると感じ、そのために

表2−5　「自分が太っていると思いますか」

(%)

| | | 高校生男子 | 高校生女子 | 大学生男子 | 大学生女子 |
|---|---|---|---|---|---|
| やせ | はい | 0.6 | 3.5 | 0.0 | 1.6 |
| | いいえ | 9.0 | 9.3 | 7.9 | 12.2 |
| やせ気味 | はい | 4.9 | 18.7 | 1.0 | 16.3 |
| | いいえ | 33.3 | 19.7 | 23.8 | 21.1 |
| 正常 | はい | 20.1 | 39.1 | 14.9 | 37.4 |
| | いいえ | 25.7 | 3.8 | 44.6 | 7.3 |
| 太り気味 | はい | 4.2 | 5.5 | 4.5 | 4.1 |
| | いいえ | 0.0 | 0.7 | 0.5 | 0.0 |
| 肥満 | はい | 2.1 | 0.0 | 2.0 | 0.0 |
| | いいえ | 0.0 | 0.0 | 0.0 | 0.0 |

表2−6　「やせたいと思いますか」

(%)

| | | 高校生男子 | 高校生女子 | 大学生男子 | 大学生女子 |
|---|---|---|---|---|---|
| やせ | はい | 1.4 | 6.9 | 0.0 | 6.5 |
| | いいえ | 8.3 | 5.9 | 7.9 | 7.3 |
| やせ気味 | はい | 6.9 | 33.6 | 2.0 | 28.5 |
| | いいえ | 31.3 | 4.8 | 22.8 | 8.9 |
| 正常 | はい | 20.1 | 41.2 | 22.8 | 42.3 |
| | いいえ | 25.7 | 1.7 | 37.6 | 2.4 |
| 太り気味 | はい | 3.5 | 5.5 | 4.0 | 4.1 |
| | いいえ | 2.8 | 0.3 | 1.0 | 0.0 |
| 肥満 | はい | 0.0 | 0.0 | 1.5 | 0.0 |
| | いいえ | 0.0 | 0.0 | 1.5 | 0.0 |

（和田雅史「高校生、大学生のボディイメージについて」『日本教育保健研究会年報』第5号、1998年より）

無理なダイエットに走ったり、薬物を使用したりという子どもたちも多いと思われる。

　高校生・大学生を対象としたボディーイメージの調査（表2−5、表2−6）では、「自分が太っていると思いますか」という質問に対して、やせ、やせ気味、および正常の範囲に入っている者のうち、高校生では男子25.6％、女子61.3％、大学生では男子15.9％、女子55.3％が太っていると感じており、「やせたいと思いますか」という質問では、高校生男子28.4％、女子81.7％が、大学生男子24.8％、女子77.3％がやせたいと思っており、この傾向は男子よりも女子に強く現れていることがわかった。

　このように自分の体型を誤認し、間違ったボディーイメージを持って「やせたい」と願い、間違った方法によりダイエットを行うことは、健康を維持していく上では大きな問題である。特に社会的影響を受けやすい年代の若者は流行に流されず、正しいボディーイメージを持って生活していかなくてはならない。

# 3 ｜ 身体の変化と疾病、身体のおかしさ

　現代社会に出現する健康問題の多くが、生活様式に起因していると思われる。それは、疾病という病変の場合と、これまでの正常範囲から逸脱した身体の変化の現象ととらえられるものに分けることができる。ここでは、発育・発達の途上にある子どもたちの身体状況を中心に具体的な健康問題を見ていく。

## 3.1　骨折の増加

　骨は、人間の身体の中では、主として身体の支持、内臓の保護（固定）、受動的運動器官として働いている。骨の発育には、骨をつくる無機質、特にカルシウムやリンを食品中から摂取することと、十分な運動によって骨密度を高めて強い骨を形成することが重要であるといわれる。ところが、本来ならば強く固い骨が、もろく、そして軽くなってきたことにより、骨折が増加している。

成人期以降に多いのは、骨粗鬆症という病気である。老齢期になると誰もが、骨細胞の密度が希薄になる。加齢とともにカルシウム摂取が不足したり、十分身体に吸収されにくくなる。さらに運動不足による要因などが重なり、特に女性においては、閉経後の女性ホルモンの量的不足がカルシウムの吸収に影響を及ぼし、骨粗鬆症が起こるといわれている。

骨粗鬆症は従来、老人病といわれていたが、今日では、30代、20代の人たちも骨粗鬆症と診断されており、この若年性骨粗鬆症は増加の一途をたどっている。骨粗鬆症になると、骨がスカスカとなり、ちょっとした外的刺激が加わるだけで、直接骨に打撃が伝わり骨折してしまう。つまずいた拍子に骨折したとか、朝ふとんから起き上がった瞬間に骨折したという、不自然な形での骨折

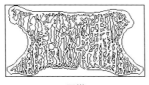
正常

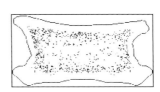
骨粗鬆症

図2-9　正常な人と骨粗鬆症の人の骨細胞の比較

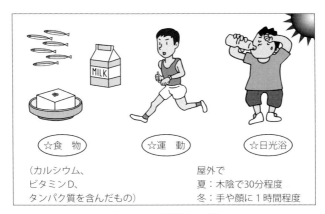

図2-10　骨粗鬆症の予防
（公益財団法人骨粗鬆症財団HP参照）

も発生している。

　骨粗鬆症はひとつの病変ととらえることができるが、一方、青少年期に多く見られるような骨折の場合には、主として食生活と運動不足による要因が強い。手を振った瞬間に前腕の骨を2本骨折した男子高校生や、50m走の途中で前脛骨を骨折した女子高校生など、特に外力が加わったとは思えない骨折の例な

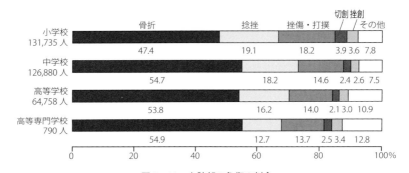

図2-11　上肢部の負傷の割合
（独立行政法人日本スポーツ振興センター『学校の管理下の災害〔平成25年版〕』、帳票8より作成）

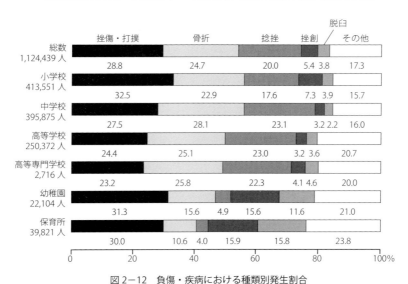

図2-12　負傷・疾病における種類別発生割合
（独立行政法人日本スポーツ振興センター『学校の管理下の災害〔平成25年版〕』、137頁、図2を改変）

どが現実にたくさん出現している。

## 3.2 顎の縮小と歯への影響

　最近の若者の傾向として、小顔がカッコイイといわれ、テレビをはじめ人気アイドルたちはみな、小顔がもてはやされる。顔が小さいということは、顔のつくり全体が小さいということではあるが、特に顎の形状が小さいことを特徴としている。しかし、この傾向は流行とばかりはいえず、明らかに現代人の顎は小さくなってきている。

　顎は上・下顎骨で形成され、顎関節によって結合している。大口を開けて笑ったりするなどして顎関節が外れることは珍しくはない。この上下顎骨で形成される弓状のスペースは、歯列弓とよばれ、ここに歯が生える。当然のことながら、顎が大きく歯列弓が大きければ、歯の生えるスペースも大きいが、逆に顎が小さくなれば、歯列弓も小さくなり、歯の生えるスペースも小さくなる。前述したとおり、現代人の顔は小さくなりつつあり、歯列弓も縮小し、歯の生えるスペースが段々と小さくなっているといわれている。特に永久歯が生えそろう時期以降に、この現象が重大な支障をきたしている。

　人間の発育・発達を系統発生学的に見れば、進化の過程では、使用されない

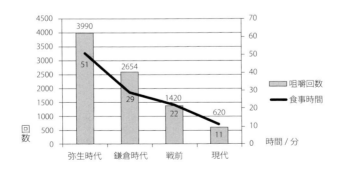

図2-13　咀嚼回数と食事時間
（齋藤滋『よく噛んで食べる』日本放送出版協会、2005年、28頁データより作成）

52　第Ⅱ章　健康な発育・発達

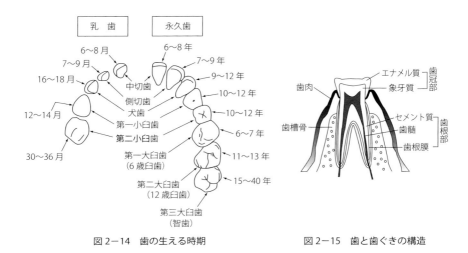

図2－14　歯の生える時期　　　　　図2－15　歯と歯ぐきの構造

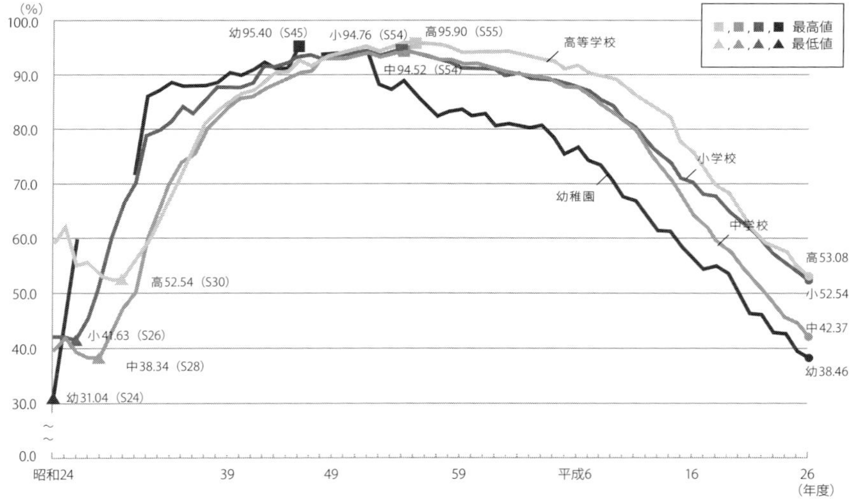

注：むし歯（幼稚園）については、昭和27から30年度及び昭和46年度は調査していない。

図2－16　むし歯（う歯）の罹患率の推移
（文部科学省「平成26年度学校保健統計調査（確定値）の公表について」、10頁より）

ものは退化していくということが明らかである。顎が小さくなっているということは、すなわち顎が段々と使われなくなってきた結果と解釈できる。

確かに現代人の食生活を思い浮かべたときに、嗜好性として、柔らかい食品を好む傾向が強く現れている。小・中学生の調査で「あなたの好きな食べ物は」という問いに対して、カレーライス、焼きそば、ハンバーグ、スパゲティ、ラーメンの5つの品目は常に上位にあり、その理由として、「トロッとしている」「フワッとしている」「あっさりして食べやすい」があげられている。どの食品も柔らかい食品といえ、子どもたちの軟食傾向は続いている。しかし、これは子どもたちだけの現象とはいえず、大人が好きで子どもたちに与えているということでもある。このような軟食傾向は、顎の縮小を招き、歯列弓の縮小へつながっている。

歯の生えるべきスペースが縮小するとどのような影響が出るのだろうか。

通常永久歯は、6〜12歳頃までに生えそろうものであるが（図2−14）、4本だけ遅く生え出る歯がある。それは、第三大臼歯で俗に親知らずとよばれている。他の28本が12歳頃までに生えそろうと、歯列弓はほぼ一杯になる。その後にスペースがないところに、この第三大臼歯が無理やり生えてくるために、歯列を乱したり、歯ぐきに炎症を起こし痛みが出る。歯列を乱すと、歯が交差したりするためにう歯（虫歯）ができやすくなる。また、他にも顎の縮小が、不正咬合の原因にもなりやすく、咀嚼力の低下という悪循環を生み出す。

う歯の罹患率の推移（図2−16）を見ると、30年前には約9割以上の罹患率が各学齢段階で見られたが、この数年は60％を下回り、低下傾向を示している。しかしながら、子どもの健康問題としては大きな課題である。う歯の増加は、歯列の乱れからくるもの以外に、糖分の多い食品の摂取、歯磨き習慣などいくつかの原因が考えられるが、食生活リズムに大きな原因がある。例えば、保育園児と幼稚園児の比較では、圧倒的に保育園児にむし歯が少ないという結果が出ている。これは、食事やおやつを決められた時間に摂取している保育園児と自由に与えられる幼稚園児の差ともいえる。間食、偏食など食生活リズムに起因して起こるものと考えられる。

54 第Ⅱ章 健康な発育・発達

# **3.3** 背筋力の低下と姿勢の悪化

　現代人の身体能力の特徴として、運動能力・体力の低下傾向があるが、その
中で最も顕著なものに背筋力の低下があげられる（表2−7）。背筋力調査で腰
を痛める児童生徒が続出するということもあり、1998年からは「背筋力」が
調査項目から削除され、「新体力テスト」に切り替えられた。そのため、全国
で統一された新しいデータがないが、背筋力の低下は続いている。

　体格は年々向上しているものの、体力が相対的に低下しているということは、
身体を維持したり、行動する際の能力が低下することにほかならない。その象
徴的な症例が、姿勢の悪化であり、脊柱異常である。1990年に実施された
「からだのおかしさ調査」では、保育園、幼稚園、小・中・高生すべてで上位
にきており、ますます増加傾向を示すものに、「ほおづえをついたり、背もた
れによりかかったり、背中がすぐにぐにゃぐにゃになる」があげられる。姿勢
は、精神的緊張感や躾による規律の効果という側面もあるが、ここで問題とす
るのは、生理学的に見た場合に、姿勢を維持できないということである。特に
上体の姿勢を維持している筋肉は主として背筋であるといわれ、背筋力の低下
とともに姿勢の歪みが生じてきたともいえる。

　同様にさらに深刻なのが、脊柱側弯症である。特に学齢期前後の子どもたち
に出現している。これは、遊びや運動の不足などによって乳幼児期に形成され
るべき筋力が発達しないことによって引き起こされていると考えられる。

　これらの現象は、社会的背景を持った異常と考えられ、成育環境が直接的に
身体に反映した現象といえる。

表2−7　背筋力の年齢別、年次別推移

|  | 10歳 | | | 13歳 | | | 16歳 | | | 18歳 | | |
|---|---|---|---|---|---|---|---|---|---|---|---|---|
|  | 1982 | 1994 | 1995 | 1982 | 1994 | 1995 | 1982 | 1994 | 1995 | 1982 | 1994 | 1995 |
| 男　子 | 60.36 | 56.81 | 56.30 | 99.13 | 96.41 | 99.15 | 132.78 | 128.97 | 128.92 | 140.28 | 136.93 | 134.41 |
| 女　子 | 47.34 | 47.57 | 46.99 | 74.31 | 68.59 | 69.79 | 82.25 | 74.40 | 73.54 | 84.27 | 80.52 | 79.05 |

（文部科学省「学校保健統計調査」より）

## 3.4 視力の低下

2014（平成26）年度の学校保健統計調査によると、「裸眼視力1.0未満」の割合は、幼稚園26.53％、小学校30.16％、中学校53.04％、高等学校62.89％となっている。大学生以上の調査記録はないが、年齢が高くなれば増加傾向を示すことが予測される。日本人の視力の低下傾向は図2－17のとおりである。もちろん、この視力低下は、近視の増加を意味している。

なぜ現代人に近視が増加してきたのかが、大きな問題である。近視は、一般的に遺伝と環境要因によって発現するといわれているが、遺伝的要因の増減は考えられず、環境要因の変化、劣悪化によってもたらされたものと考えられる。子どもたちの生活環境を見渡したとき、戸外での遊びにとって代わり、ファミコン、TVゲームが登場し、近年ではスマホゲームが普及し、長時間の画面の凝視による眼精疲労が考えられる。また、夜型生活による夜ふかしの増加や受験勉強にともなう目の酷使が、中・高生の近視の原因である。

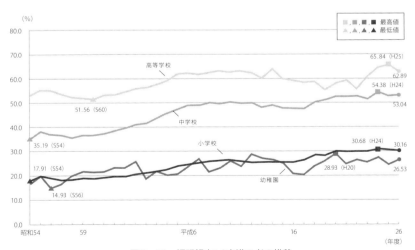

図2－17　裸眼視力1.0未満の者の推移
（文部科学省「平成26年度学校保健統計調査（確定値）の公表について」、10頁より）

一方、成人期以降の近視の増加は、労働形態の変化、すなわち、機械化、コンピュータ化がはかられ、VDT（Visual Display Terminal）作業が一般化していく中で、目に対する影響が広まったためと考えられる。これはテクノストレスとともに今日的健康問題といえよう。これまでのデータでも、VDT作業やTVゲームなどは、1時間継続したら数分程度の休養を取り、目を休めるようにしないと眼精疲労が進み、近視へとつながっていくと考えられる。

最近、小学生の近視の中に、精神的ストレスが原因と思われる近視があるという報告が眼科医からなされた。いじめ、成績不振、受験、転校、あるいは両親の不仲などが原因となって起こるもので、「心因性視力障害」とよばれる。特に眼球の器質障害をともなわず、矯正もわずかしかできない。しかし、子どもの心の問題が解決されれば、この症状も消失していくものである。

## 3.5　アレルギーの増加

花粉症、アトピー性皮膚炎、気管支喘息（ぜんそく）、食物アレルギー、金属アレルギーなど、現代人には実に多様なアレルギーが増加している。厚生労働省によれば、関節リウマチ、気管支喘息、アトピー性皮膚炎、花粉症等の免疫アレルギー疾患を有する患者は、国民のおよそ30％にのぼり、放置できない重要な問題と

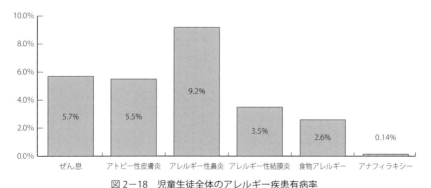

図2－18　児童生徒全体のアレルギー疾患有病率
（文部科学省・アレルギー疾患に関する調査研究委員会「平成19年　アレルギー疾患に関する調査研究報告書」、6頁より）

なっている。厚生労働省では、1992（平成4）年度からアレルギー性疾患についての研究事業を開始し、病因および病態の解明、治療法等の研究の推進をはかっている。

身体の外から入ってくる異物（抗原）に対抗するための物質（抗体）が体内につくられると、異物や微生物が身体に侵入しようとするとき、抗体によって病気を引き起こす力を抑える。この免疫反応を抗原抗体反応という。花粉やダニ、ホコリ、ある特定の食品に対して、身体が反応して抗体〔免疫グロブリン（IgE）〕をつくり、その結果、ヒスタミンなどの化学伝達物質が放出され、くしゃみ、鼻水、湿疹などのアレルギー症状が起きる。

アレルギーを引き起こす原因物質をアレルゲンというが、これが人によってさまざまであり、年々その数も増加しているといわれている。

アレルギーは遺伝的体質の要素が強いともいわれ、一般に両親にアレルギー体質がある場合には、その子どもにも50〜80％の程度で発症し、両親ともアレルギー体質ではない場合には10％程度しか発症しないという報告がある。その他には、住居環境、食生活の変化、大気汚染、ストレスの増加などがアレルギー増加に強く影響していると考えられる。

最近、何らかのアレルギー疾患を持つ患者の中に、他の異なったアレルギー疾患に次から次へとかかっていく現象があることが確認されている。このよう

表2-8　アレルゲン（アレルギーの原因）となりやすい物質

| 空中から吸い込んでアレルギーを起こすもの | ダニの死骸・糞、カビ（カンジダ・アスペルギルス・アルテルナリア）、動物の毛・フケ（犬・ウサギ・猫・モルモット）、花粉（スギ・ブタクサ・ヨモギ・カモガヤ・オオアワガエリ・カナムグラ・イチゴ）、キノコ（シイタケ胞子）、繊維（絹・羊毛）、羽毛（ガチョウ・ニワトリ）、ソバガラ、杉材、桑、ホヤ、コンニャク、小麦粉 |
|---|---|
| 食　　物 | 魚（サバ・サンマ・アジ・カツオ・イワシ）、牛乳、卵、豚肉、牛肉、カキ、エビ、イカ、ウニ、コンニャク、タケノコ、ヤマイモ、ソバ、フキ、ホウレン草、ナス、パン、ピーナツ、大豆、コーヒー、ココア、チョコレート |
| 薬 | 抗生物質（ペニシリンなど）、サルファ剤、ホルモン剤、酵素剤、ピリン剤 |
| 皮膚に接触して、そこにアレルギーを起こすもの | ウルシ、染料、化粧品、ニッケル、クロム、コバルト、ゴム |
| 虫刺され | ハチ、蚊 |

（矢田純一『アレルギーの話』岩波書店、1985年、14頁参照）

な現象をアレルギーマーチ（行進）とよぶ。食物アレルギーや環境アレルギーによって絶えず感作が繰り返され、さまざまなアレルギー疾患が発病してくる。

　現代人に激増する二大アレルギー疾患である花粉症とアトピー性皮膚炎について見ると、次のような特徴がある。

## 1）アレルギー性鼻炎（花粉症）

　ホコリ、カビ、花粉などが原因で起こる鼻炎をアレルギー性鼻炎という。アレルギー疾患の中でも最も発生頻度が高く、花粉症を含め20％以上いると推測されている。アレルギー性鼻炎は、都市を中心に、若年化の傾向が増大している。これは、食生活の変化、大気汚染、感染症の減少化によってもたらされたと考えられる。

　現在、決定的な治療法はないが、内服薬や点鼻薬をうまく使用したり、体質改善による免疫システムを再構築することが効果的である。

## 2）アトピー性皮膚炎

　現在、国民の約1割がアトピー性皮膚炎に罹患していると考えられている。アトピー性皮膚炎の原因とアレルギー反応との関連は完全に解明されたとはいえない。わが国ではアトピー性皮膚炎の治療に関して大きな混乱が見られた時期があったが、それに対処するためにいくつかの治療ガイドラインが作成された。その1つとして、本症の診療に携わる医師を広く対象として基本的治療を示した厚生労働科学研究班による治療ガイドラインが1999年に公表された。日本アレルギー学会、日本皮膚科学会もそれぞれ「アトピー性皮膚炎診療ガイドライン」を出している。

　アトピー性皮膚炎が増加してきた原因としては、ダニやカビなどの住環境、食生活、ストレスなどがあげられている。対症療法としては、外用軟こう薬（ステロイド剤）や止痒剤を組み合わせて、うまく使用することが大切である。また、ダニやカビなどをシャットアウトする方法で清潔な部屋で生活することも重要なことである。

3　身体の変化と疾病、身体のおかしさ　　59

表2-9　重症度に応じた花粉症に対する治療法の選択

| 重症度 | 初期療法 | 軽症 | 中等度 | | 重症・最重症 | |
|---|---|---|---|---|---|---|
| 病型 | | | くしゃみ・鼻漏型 | 鼻閉型または鼻閉を主とする充全型 | くしゃみ・鼻漏型 | 鼻閉型または鼻閉を主とする充全型 |
| 治療 | ①第2世代抗ヒスタミン薬<br>②遊離抑制薬<br>③Th2サイトカイン阻害薬<br>④LTs薬<br>⑤抗PGD₂・TXA₂薬<br><br>①、②、③、④、⑤のいずれか1つ。 | ①第2世代抗ヒスタミン薬<br>②鼻噴霧用ステロイド薬<br><br>①と点眼薬で治療を開始し、必要に応じて②を追加。 | 第2世代抗ヒスタミン薬<br>＋<br>鼻噴霧用ステロイド薬 | 抗LTs薬<br>＋<br>鼻噴霧用ステロイド薬<br>＋<br>第2世代抗ヒスタミン薬 | 鼻噴霧用ステロイド薬<br>＋<br>第2世代抗ヒスタミン薬 | 鼻噴霧用ステロイド薬<br>＋<br>抗LTs薬<br>＋<br>第2世代抗ヒスタミン薬<br><br>必要に応じて点鼻用血管収縮薬を治療開始時の7〜10日間に限って用いる。<br>鼻閉が特に強い症列ではステロイド薬4〜7日間処方で治療開始することもある。 |
| | | 点眼用抗ヒスタミン薬または遊離抑制薬 | | | 点眼用抗ヒスタミン薬、遊離抑制薬またはステロイド薬 | |
| | | | | | 鼻閉型で鼻腔形態異常を伴う症例では手術 | |
| | 特異的免疫療法 | | | | | |
| | 抗原除去・回避 | | | | | |

遊離抑制薬：ケミカルメディエーター遊離抑制薬
LTs薬：ロイコトリエン受容体拮抗薬
抗PGD₂・TXA₂薬：抗プロスタグランジンD₂・トロンボキサンA₂薬
（鼻アレルギー診療ガイドライン作成委員会「鼻アレルギー診療ガイドライン2009年版」、
ライフ・サイエンス、2008年より）

　ステロイド剤の副作用が問題になったことがあるが、強度と使用量をモニターして、適切に選択すれば効果は大きい。

## 3）食物アレルギー

　食物の摂取により生体にとって不利益な症状を引き起こす反応のうち、食物

抗原に対する免疫学的反応によるものを食物アレルギーという。乳幼児有病率は5〜10％、学童期は1〜2％と考えられている（「アレルギー疾患診断・治療ガイドライン2010」）。重症例の増加、成人での新規発症例が目立ってきているといわれる。

新生児・乳児では嘔吐や血便、下痢などの消化器症状を引き起こすことがある。乳児アトピー性皮膚炎を悪化させることもあり、保育園・学校給食などでの原因食物摂取後のアナフィラキシーによる死亡例などが報道されて問題となっている。

アレルギー物質を含む食品に関する表示については、アレルギー反応を起こすことが知られている物質を含む加工食品のうち、特に発症数、重篤度から勘案して表示する必要性の高い小麦、そば、卵、乳および落花生の5品目を原材料とする加工食品については、これらを原材料として含んでいることを記載することが食品衛生法で義務づけられた（2001（平成13）年から施行）。さらにえびとかにが追加され、現在は7品目となっている。表示を奨励する品目である特定原材料に準ずるものとして、あわび、いか、いくら、オレンジ、カシューナッツ、キウイフルーツ、牛肉、くるみ、ごま、さけ、さば、大豆、鶏肉、バナナ、豚肉、まつたけ、もも、やまいも、りんご、ゼラチンの20品目があげられている。

また、小麦加水分解物を含む石鹸の使用によって発症する小麦アレルギーの健康被害が報告されている。食べ物でなくても注意が必要である。

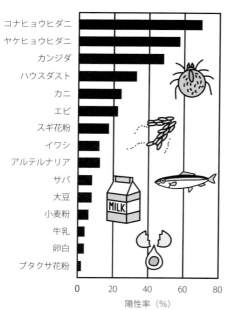

図2-19　アトピー性皮膚炎のアレルゲン

表 2−10　食物アレルギーにより引き起こされる症状

| 皮膚症状 | 瘙痒感、じんましん、血管性浮腫、発赤、湿疹 | |
|---|---|---|
| 粘膜症状 | 眼症状 | 結膜充血・浮腫、瘙痒感、流涙、眼瞼浮腫 |
| | 鼻症状 | くしゃみ、鼻汁、鼻閉 |
| | 口腔咽頭症状 | 口腔・口唇・舌の違和感・腫脹、咽頭の痒み・イガイガ感 |
| 消化器症状 | 腹痛、悪心、嘔吐、下痢、血便 | |
| 呼吸器症状 | 喉頭絞扼感、喉頭浮腫、嗄声、咳嗽、喘鳴、呼吸困難 | |
| 全身性症状 | アナフィラキシー | 多臓器の症状 |
| | アナフィラキシーショック | 頻脈、虚脱状態（ぐったり）、意識障害、血圧低下 |

即時型症状：原因食物摂取後、通常 2 時間以内に出現するアレルギー反応による症状
（厚生労働省科学研究班「食物アレルギーの診療の手引き2014」<http://www.foodallergy.jp/manual2014.pdf> 参照）

## 3.6　疲れを訴える子どもたちの増加

　子どもたちの「からだのおかしさ」を長期にわたって調査している正木健雄の報告（『子どものからだは蝕まれている』）によると、増えてきたからだのおかしさの中に、「子どもたちがすぐに『疲れた』と言う」、があげられている。

　子どもたちの生活を見ると、学校から帰ると塾や習い事に通い、夕食後には自宅での勉強が待っている。受験を考える子どもの場合は塾から帰宅するのが10時近くになることもある。あるいは、ゲームやラインでの友達とのやりとりに熱中して寝るのが遅くなり、いきおい翌日の朝は時間ぎりぎりまで寝ているということになり、朝食抜きで学校に登校する。寝不足、朝食抜きではなかなか学校生活も充実せず、朝の授業から「あくび」や「居眠り」をするということになる。

　このような生活状況は、精神的緊張の開放がはかられずに精神的緊張感がつのるばかりで、疲労感などの不定愁訴型の訴えを持つことになる。小・中・高校の保健室を訪れる子どもたちの多くが、はっきりとした原因もなく、ただ何となく「頭が重い」「身体がだるい」「腹痛、下痢がある」という不定愁訴を持つ。生活様式の変化の中から生まれた新しい健康課題といえる。

## 3.7 からだの変化の要因

　社会構造の変化が生活様式の変化をもたらし、その結果として現代人の疾病の変化や身体の変化の現象を生み出したといえる。

　ここにあげてきた現象は、子どもたちを中心に現れてきている身体変化のほんの一例にすぎない。必ずしも疾病とはいえないものもあるが、従来は考えられなかった身体現象であり、環境条件や食生活の変化、あるいは社会的価値観の変容といった生活要因の変化とともに出現してきたと考えられる。科学の進歩は、人間の生活をさまざまな面で変化させ、発展させてきた。その結果、一見合理的で暮らしやすくなったと思える私たちの生活が、実はその半面、健康にとっては、大きな変化と障害をもたらしてきたということに気づかなくてはならないだろう。

3　身体の変化と疾病、身体のおかしさ　63

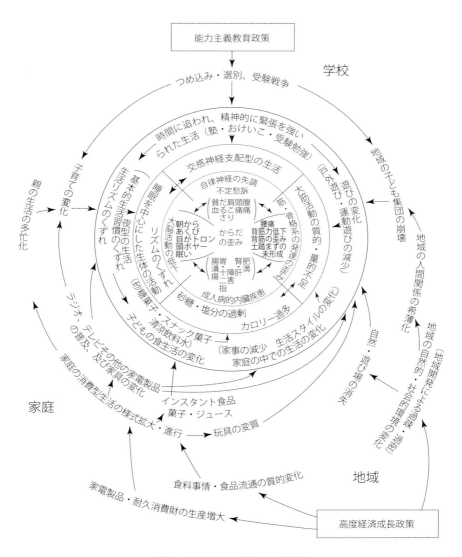

図2−20　からだの歪みの要因構造
（藤田和也編著『子どもの生活をどうたて直すか』あゆみ出版、1983年、37頁より）

## アレルギー情報

　インターネット上には、いわゆる医療ビジネス等のトラブルの原因となる情報など、不適切な情報も蔓延しています。以下にあげる各種学会等の学術団体の公式HPや、公的機関のHPなどを参照してください。

・日本アレルギー学会HP（http://www.jsaweb.jp/）　運営：（社）日本アレルギー学会
　　全国のアレルギー専門医の情報など、各種の情報を入手できる。
・日本皮膚科学会HP（http://www.dermatol.or.jp/）　運営：（社）日本皮膚科学会
　　皮膚科疾患情報、全国の皮膚科専門医の情報のほか、「アトピー性皮膚炎治療問題委員会」のコーナーでは、アトピービジネスによるトラブルの情報も入手できる。
・日本小児アレルギー学会HP（http://www.iscb.net/JSPACI/）　運営：日本小児アレルギー学会
　　アレルギーQ&Aやマニュアルなど、各種の情報を入手できる。
・日本アレルギー協会HP（http://www.jaanet.org/）　運営：（財）日本アレルギー協会
　　アレルギー疾患の情報など、各種の情報を入手できる。
・環境省花粉情報サイト（環境省HP）
　　（http://www.env.go.jp/chemi/anzen/kafun/）運営：環境省
　　「花粉飛散予測」、「花粉観測」、「花粉症保健指導マニュアル」等、環境省の提供情報とその他花粉関連情報を掲載。なお、花粉観測については厚生労働省からデータの一部を提供している。
・食品安全情報（厚生労働省HP）
　　（http://www.mhlw.go.jp/topics/bukyoku/iyaku/syoku-anzen/index.html）　運営：厚生労働省
　　食物アレルギーなど食品安全に関する情報を入手できる。
・スギ・ヒノキ花粉に関する情報（林野庁HP）
　　（http://www.rinya.maff.go.jp/seisaku/sesakusyoukai/kafun/kafuntop.html）　運営：林野庁
　　森林・林業面からの花粉症対策等の情報が掲載されている。
・食品に関する情報（消費者庁HP）
　　（http://www.caa.go.jp/foods/index.html）　運営：消費者庁
　　食品アレルギーにも関連する食品表示に関する情報が掲載されている。

（厚生労働省「リウマチ・アレルギー情報：リンク集」
<http://www.mhlw.go.jp/new-info/kobetu/kenkou/ryumachi/link.html> 参照）

# 第Ⅲ章　健康と現代生活

## 1 │ 生活環境と健康

　発育・発達に影響を及ぼしたり、健康生活の維持に影響する要因のうち、身体の外にあって直接的あるいは間接的に影響する要因としては、生活環境が重要である。ここで述べる生活環境とは、自然環境だけではなく、どのような生活様式によって生活しているのかといった文化的生活環境をも意味している。自然環境と文化的環境という2つの要因をうまくコントロールすることによって健康な生活が営まれていくことになる。

## 1.1　環境に適応する機能

　気温や気圧などの物理的な自然環境と、自然環境を人為的に操作し、人間生活にとって快適な環境を創り出していく人為的環境がある。人間には、本来持っている適応の能力を最大限に生かし、身体を外部環境に上手に変化させて適応していく方法と、外部環境がどうであれ、身体内部の環境を一定の状態に維持していこうとする適応の方法がある。

1）自然環境への適応
① 　気候適応
　暑さや寒さに対する適応は、人間にそなわっている生理機能のうちの1つである。一般的には、恒常性維持機構（ホメオスタシス）によって、体温をほぼ一定に保つことができる。これは、体内における体温中枢によって、体内産熱と発汗による体熱の放散をバランスよく調整しているからである。
　暑さに対する適応は、主として発汗による調整によって行われている。暑熱によって高まる体内の体熱は、皮膚の汗腺から発汗作用によって放散される仕

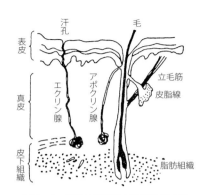

図3-1 皮膚の横断面と汗腺の模式図
(三浦豊彦『夏の暑さと健康』労働科学研究所、1985年、91頁より)

　組みになっている。
　人間が、猛暑の炎天下においても体温を変えることなく生きていけるのは、この働きによる。皮膚の汗腺からは、絶えず水分の蒸発がなされている（不感蒸泄とよぶ）。暑さが増すにしたがい、この蒸発が盛んになり、汗という形で目に見えるようになる。暑いところに住む人と寒いところに住む人とでは汗のかき方が違う。例えば、日本人が熱帯の地域に行ったときなどは、すぐに激しく発汗する。しかし、現地の人はそれほどでもない。これは、暑さに対しての感覚的なものもさることながら、皮膚の汗腺の数に起因しているという報告がある。すなわち、熱帯地域に住む人々は、汗腺のうち汗を出す能働汗腺の数が圧倒的に多いということがわかっている。そして、この汗腺は、人種による相違というよりも、どのような地域に住むかによって変化するものである。
　一方、寒さに対する適応について見てみると、暑さと反対に、外界の気温に対して体熱の放散をいかにして防ぐことができるかが重要である。人間は、寒冷にさらされたときに、放熱面積を小さくして体熱の放散を防ごうとする。皮

表3-1　諸人種の能動汗腺数

| 人　種 | 検査人数 | 汗腺数（単位・万） ||| 
| | | 最少 | 最多 | 平均 |
|---|---|---|---|---|
| ア イ ヌ | 12 | 106.9 | 199.3 | 144.3 |
| ロ シ ア 人 | 6 | 163.6 | 213.7 | 188.6 |
| 日 本 人 | 11 | 178.1 | 275.6 | 228.2 |
| 台 湾 人 | 11 | 178.3 | 341.5 | 241.5 |
| タ イ 人 | 9 | 174.2 | 312.1 | 242.2 |
| フィリピン人 | 10 | 264.2 | 306.2 | 280.0 |

(Kuno, Y., *Human Perspiration*, C.C. Thomas, 1956より)

膚が15℃以下の寒さにさらされると、皮下の血管が収縮するといわれている。寒いところに長時間いると、手先が白くなることを誰もが経験したことがあると思うが、これは、末梢部の毛細血管が収縮してしまうことによるものである。こうした、血管の収縮にともない、中心部から末梢部へ運ばれる体熱が減少すると同時に、皮膚温が下がり、放散される体熱も減少することになる。

　もう1つ大切なことは、人間は衣服を着るということである。もちろん、ファッションとしてとか、安全性などの側面も大切であるが、昔から"衣服気候"という言葉があり、衣服による健康を考える上では重要である。すなわち、衣服を着たときに衣服と皮膚の間の温度が、ほぼ31〜33℃になっていることが適当で、それよりも高い場合には厚着（着すぎ）、それよりも低い場合には薄着ということになる。また、衣服の素材などによる湿度の問題もあり、40〜60％程度が望ましいとされている。このようにして、寒さに対する適応をこころみている。

　貝原益軒の『養生訓』（養生の教え）の中にも「三分の飢と寒との中で育てよ」という言葉があり、少し寒いと感じるくらいが健康にとっては良い、とされていることを記しておきたい。

　労働時やスポーツ時の暑さや寒さに対する適応については、近年の職場環境の近代化によって、昔の作業場の様子とはかなり変化しているとはいうものの、高温作業場のように、全体の温度を下げることができない場合もあり、個人対策が必要となっている。このような環境下では、発汗が多く、水分や塩分が急激に失われていくので、十分な水分補給や塩分補給が大切である。

　また、スポーツ時でしばしば問題になるのが、高温・炎天下のプレイである。特に、運動時間が長くなればなるほど発汗量が増え、水分や塩基性電解質が体内から失われていく。これは、脱水症や循環器障害を引き起こす原因となるので、気温と運動時間をよく考えて、運動中であっても十分な水分などの補給が重要である。

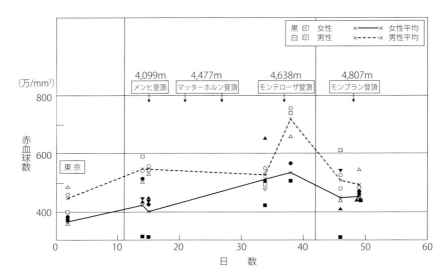

図3−2　ヨーロッパ・アルプス登山時の赤血球の変化
（今井通子ほか「ヨーロッパ・アルプス登山時の赤血球の変化」『東京女子医科大学雑誌』
第39巻第8号、1969年、636頁、Fig.7を改変）

② **高地適応（高度順化）**

　高地では、気圧の低下にともない酸素分圧が低下してくる。当然のことではあるが、酸素が不足してくるので酸欠状態を引き起こす。高い山に登れば登るほど酸素が希薄になるので気をつけなくてはならない。3,000m以上の高さを飛ぶ飛行機の場合、酸素不足を引き起こさないように、機内は加圧されているということもよく知られていることである。古今東西を問わず、登山を楽しむ人たちが3,000m以上の山に登ったときに、頭痛・吐き気・耳鳴り・呼吸困難あるいは人事不省で倒れてしまうといった症状が出てくることを、一般的には"高山病（山酔い）"といっている。ところが、高地に住む人々について調べてみると、低酸素でもなんら問題なく生活しており、十分に適応していることがわかった。

　人間の身体は、外呼吸によって酸素を摂取して、二酸化炭素を出している。摂取された酸素は、肺で赤血球中のヘモグロビン（血色素）と結合して、血液

循環によって全身に運ばれる。高地に住む人は、高地の気圧に適応するように、自然と赤血球が増加していることがわかっている。もちろん誰でも、高地に長く滞在すれば、酸素を摂取する適応として、赤血球数が増加してくる。この能力はだいたい 2 ～ 3 週間で現れることもわかっており、高地に行く場合には、徐々に高度を上げていけば適応の能力がついていくと考えられる。この能力を利用して、1984年のロサンゼルス・オリンピックでは、日本の競泳の選手団が試合の数日前まで高地合宿をして、体内の赤血球数を増やした状態で試合に臨んだという例があった。

## 2）人為的環境への適応

### ①　冷房・暖房と健康

　人間の基礎代謝には季節的変動があり、夏には低く、冬には高いということがわかっている。また、前述したように、発汗機能の季節的変動や、暑さや寒さに対する感覚にも季節的変動があるといわれている。これは、中枢神経系の働きや、ホルモンの分泌が、暑さや寒さに対して敏感に反応している生理的現象であると考えられる。夏は暑く、冬は寒いというのが日本の季節変化にともなう気温変動であるが、科学技術の進歩が人工環境をより高度に発達させたために、快適な温度を追及するあまり、人間の本来持っている体温調節能力に変化を生じさせた。今日ほとんどの建物には冷暖房が完備され、一年中快適な温度の中で生活できるようになってきた。しかし、人間にとっての至適温度（暑くも寒くもなく、快適に生活できる温度の範囲）がどのようなものなのかは、本当のところ不明確である。

　温度感覚というものは、性差・年齢差・個人差などによってかなり相違が見られる。一般的に、多くの人の至適温度は、夏は22～24℃、冬は18～21℃とされている。性差では、女性のほうが男性に比べて至適温度は 1 ～ 2 ℃高く、男性がちょうどよいと考えている温度では、女性は少し寒く感じていることがわかっている。男女差の原因としては、生理的な問題がある。女性は、皮下脂肪が多いために熱伝導性が低く、皮膚温の差からくるものであると考えられる。

もちろんその他に、男女の衣服の差からくるものもあると考えられる。

　年齢による至適温度も、また差が大きい。普通、活動量の多い者は、体内での産熱量も大きいので、至適温度は低くてすむ。したがって、子どもは大人に比較して新陳代謝が活発なところから、低い温度を好む傾向がある。

　冷房については、冷房のよくきいたところに長時間いると、冷える・だるい・頭痛・下痢・関節痛などの症状が現れる。最近では、オフィスでのこのような症状が多く訴えられているところから、"冷房病"として問題にされている。しかし、これも冷えすぎが問題であり、ある調査では26℃以上の室温を保つ場合には、訴え率が非常に低いということがわかっている。至適温度との関係では、男性では24℃で、女性では25℃で寒さを感じはじめるという。また、暑い場所から急に冷房のよくきいた場所へ移動すると、血管が収縮し、血圧に動揺が現れるなど、生体にとっては大きな刺激となるので注意しなくてはならない。室温と外気温との温度差は、せいぜい5℃程度にしたい。

　暖房も、冷房と同様に気をつけなくてはならない。まず、換気の問題である。長時間の暖房器具の使用は、一酸化炭素（CO）や二酸化炭素（$CO_2$）を発生させ中毒症状を引き起こす。外呼吸によって摂取した酸素は、血液中のヘモグロビンに結びつくが、ヘモグロビンの性質として、COや$CO_2$に結びつく能力のほうが、酸素に結びつく能力より数十倍も強いといわれている。したがって、

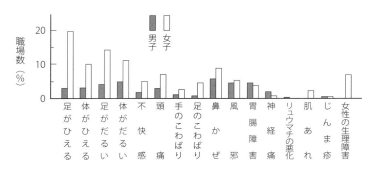

（それぞれの項目が問題にされている職場の割合を示す）

**図3－3　冷房の健康、快適への影響**
〈三浦豊彦『夏の暑さと健康』労働科学研究所、1985年、153頁参照〉

微量のCOなどが存在しても、すぐに酸欠状態を引き起こすことになる。最近の燃焼廃ガスを屋外に放出するヒーターなどの使用時でも、1時間に10分程度の換気をしたいものである。

もう1つ暖房で注意しなくてはならないことは、暖房した部屋から戸外に出たときのことである。暖かいところから急に寒いところへ出ると、毛細血管が収縮して血圧が上昇してしまうので、高血圧症や動脈硬化症の人は特に気をつけなくてはならない。

## 1.2 文化的環境と健康

文化的環境では、どのような生活様式を用いて生活がなされているかが問題になる。人種や民族によって、あるいは住んでいる地域によって、その地に根付いている生活の仕方があり、考え方がある。これらは、自然環境によって影響を受けながらも、長年にわたって培われてきたライフスタイルではあるが、この生活様式の相違が健康に大きく影響をもたらすことがわかっている。

### 1）生活環境と発育（地域差の問題）

人間は、持って生まれた先天的要因（素因）に規定されながらも、その素因を後天的に改善、助長することによって、積極的に健康な生活を営むことを実現してきた。同じ素因を持って生まれついても、どのような成育環境で暮らしているかによって、その人の発育状況や疾病傾向も大きく異なってくる。この成育環境は、気候・風土はもとより、衣・食・住や生活意識などの文化的環境（生活様式）の違いといってもよい。

遺伝や体質などの先天的要因によって規定されるものを生得形質とよび、生活環境、栄養、身体運動などの後天的要因によって規定されているものを獲得形質とよんでいる。

例えば、日本国内だけを見ても、都市と地方では、生活形態が著しく異なり、体格や体力あるいは健康に対する意識の違いも現れている。今日、全国的に都

市化現象が起こり、どこへ行っても同じような町並みが続き、同じ生活様式を持って生活していると一見思われがちであるが、まだまだ発育・発達、疾病などの身体状況の面では相違があるといえる。いくつかの僻地研究の結果を見ても、その傾向は顕著に現れている。

　また、日本と諸外国との地域差の例を見てみると、同じ素因を持って生まれた日本人の比較では、日本で生まれ育った日本人と、アメリカで生まれ育った日本人では、形態的に差があるという興味ある調査結果がある。すなわち、アメリカで育った日本人のほうが、形態的に上回っているという内容である。これらは、栄養の摂取状況の差が一番大きい原因と考えられるが、具体的には、動物性タンパク質・乳製品・無機質の摂取量において、大きな差があることがわかる。もちろん、栄養の問題だけではない。生活を取り巻くさまざまな文化的要因によって起こってくるもので、気候・風土などのような自然的環境だけではなく、文化的環境が、人間の発育に大きく影響していることを理解しておかなくてはならない。

## 2）生活環境と疾病

　気候・風土の違いによる疾病傾向の相違も、また大きいものがある。そこに住む人々の食生活のあり方や住構造により生活環境の差が現れ、そのことが疾病の成立要因となることもある。したがって、疾病には地域差が少なからずあるということが予想されている。1997（平成9）年度まで厚生省が「全国市町村別健康マップ数値表」をもとに"健康マップ"を発表してきたが、地域の特性というものが浮かび上がってくるということがわかってきた。

　胃がんは、日本海沿岸の東北地方・北陸地方・千葉・茨城・奈良・和歌山・有明海沿岸で高い発生率が認められた。この地方に共通して見られる現象として、塩分濃度の高い漬け物や干物を好んで食べる習慣のあること、燻製を食べることがあげられ、そして、その反対に野菜や果物などのビタミン類摂取が少ないことが特徴としてあげられた。

　脳血管疾患のうち脳卒中は、東北・北関東地方に圧倒的に多く見られた。原

因としては、漬け物や干物など塩分濃度の高い食品を好むこと。その反対に、動物性タンパク質やビタミン類の摂取が少ないことがあげられた。また、食生活上の問題だけでなく、住宅構造を指摘する向きもある。すなわち、東北・北関東地方は、夏暑く冬寒い地域なので、冬の防寒対策が十分でないつくりにな

**A. 脳梗塞死亡率（2013年）**

（厚生労働省「人口動態調査」、人口10万人あたりの死亡者数順位より）

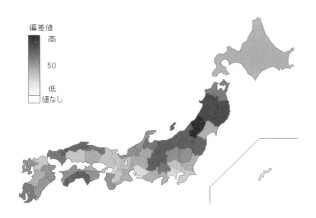

**B. 狭心症、心筋梗塞死亡率（2013年）**

（厚生労働省「人口動態調査」、人口10万人あたりの死亡者数順位より）

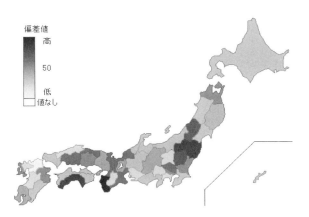

C. がん死亡率（2012年）

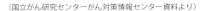
（国立がん研究センターがん対策情報センター資料より）

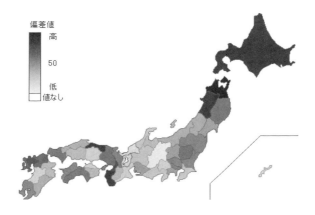

図3−4　全国都道府県別健康マップ
（「都道府県別統計とランキングに見る県民性　健康・病気」<http://todo-ran.com/t/categ/10008>より（2015/9/25アクセス））

っている。そのために、冬の冷気にさらされて、脳卒中を起こすのではないかと考えられた。近年でも図3−4のような地域差が見られる。

## 2　食生活と健康

### 2.1　栄養素の種類とその働き

　生命の維持や成長、健康の保持・増進のためには、毎日の食事によって摂取された食物が十分に消化・吸収、代謝され、さらに、それぞれの栄養素が持つ固有の働きが、体内で果たされることが必要である。代表的な栄養素としては、糖質、脂質、タンパク質、ビタミン、無機質（ミネラル）の5種類と、同じように欠かすことができない水の6種類があり、それぞれが生命維持や成長、健康の保持・増進に欠かせない重要な役割を持っている。
　以下、それぞれの栄養素の特徴やその働きなどについて概説する。

## 1）糖質

　糖質は、エネルギー源として最も重要な栄養素であり、白米、麺類、パン類、穀類、芋類、豆類、果物、砂糖などの食品に多く含まれる。1gで4kcalのエネルギーを産出し、糖質が不足すると、身体や脳に必要な栄養素が届かなくなったり、不足しているエネルギーを補うために、脂肪やタンパク質をエネルギー源としなければならず、筋肉や脂肪が分解されてしまう。一方、糖質の過剰摂取により、エネルギーとして使われずに余った場合は、中性脂肪に変換されて体内に貯蔵され、肥満の要因となる。

　摂取した糖質を効率よくエネルギーに変えるためには、ビタミン$B_1$や$B_2$が必要なため、これらのビタミンが多く含まれる食品を積極的にとることが大切である。

---

**■食物繊維の働き■**

　食物繊維は体内で消化されない栄養素で、腸内環境を整えたり、便秘を改善し、有害物質を体外に排出させたりする働きを持つ。食物繊維は穀類、芋類、豆類、果物、きのこ類、海藻類などに多く含まれる。糖質と食物繊維を合わせた成分を炭水化物という。

---

## 2）脂質

　脂質は、糖質と同様に重要なエネルギー源としての役割を持つが、脂質1gあたりに産出されるエネルギーは9kcalであり、栄養素の中では最も高いエネルギー源である。また、脂質は生体膜の成分となり、細胞の働きを維持したり、脂溶性ビタミン（A、D、E、K）の吸収を良くしたりする働きがある。さらに、神経組織やホルモンの合成材料にもなり、貯蔵脂肪は体温の維持に役立ち、エネルギーの摂取が不足したときにも使われる。一方、脂質の摂取量が多く消費できなかったエネルギーは、中性脂肪やコレステロールとなり、体内に貯蔵され、肥満を引き起こす原因となる。

## ■コレステロールとは■

コレステロールは体に欠かせない脂質の1つであり、胆汁酸をつくったり、細胞膜やステロイドホルモンの材料になったりする。血液中のコレステロールが多すぎると動脈硬化や虚血性心疾患になりやすく、逆に少なすぎると細胞膜や血管壁が弱くなってしまう。そのため、血液中のコレステロールの濃度は、低すぎても高すぎても良くない。血液中のコレステロールを増やす食品としては、飽和脂肪酸を多く含む牛脂、豚脂、バターなどの動物性脂肪がある。逆にコレステロール値を下げる働きがある食品としては、不飽和脂肪酸を多く含む植物性脂肪（コーン油、大豆油等）や魚油などがある。コレステロール値を上げる食品は、少量でも体内のコレステロールを増加させてしまうので、取りすぎには注意が必要である。

脂質が多く含まれる代表な食品としては、バター、牛肉、豚肉、植物油、乳製品などがある。

## 3）タンパク質

タンパク質は、生命を維持するために重要な働きがある。臓器や筋肉、皮膚、爪、髪など生体のすべてをつくり、ホルモンや酵素、免疫細胞をつくる役割もあり、体づくりに不可欠な栄養素である。また、血液やリンパ液などの浸透圧の調節をし、エネルギー源としても利用され、1gあたりに産出されるエネルギーは4kcalである。タンパク質は、牛肉、豚肉、鶏肉、魚介類、卵、乳製品、豆類などに多く含まれる。

タンパク質は約20種類のアミノ酸が結合したものであり、摂取したタンパク質は、体内では細胞の基本成分であるアミノ酸となる。遺伝子情報のDNAもアミノ酸からつくられている。アミノ酸は、体内で合成できる非必須アミノ酸と、体内で合成できない必須アミノ酸の2つに大別できる。どちらも体内に必要で重要なアミノ酸である。必須アミノ酸は、9種類（イソロイシン、ロイシン、リジン、メチオニン、フェニルアラニン、スレオニン（トレオニン）、

トリプトファン、バリン、ヒスチジン）あるが、これらは体内でつくられないため、食物から摂取しなくてはならない。また、必須アミノ酸は、他のアミノ酸では代用することができないため、１つでも欠けていると、タンパク質としての栄養的価値が下がる。必須アミノ酸の欠乏は、細胞の再生や修復に影響を及ぼし、免疫力低下の原因となるため、摂取不足に注意が必要である。

　タンパク質の品質を化学的に評価するために、「アミノ酸スコア」（FAO/WHO/UNU, 1985）がある。アミノ酸スコアは、食品に含まれている必須アミノ酸９種類の配合バランスを点数化し、栄養価を評価するもので、必須アミノ酸がすべて存在する場合はスコアが100と最高点になる。アミノ酸スコアの点数が100に近いほど、良質なタンパク質であることを示す。例えば、肉、魚、卵、乳製品はアミノ酸スコアが100と高く、良質なタンパク質といえる。米や小麦などは必須アミノ酸であるリジンが不足しているため、アミノ酸スコアが低い。しかし、アミノ酸スコアが低くても、不足しているアミノ酸を多く含む他の食品と組み合わせて摂取することにより、アミノ酸のバランスが改善され、アミノ酸スコアを高めることができる。

4）ビタミン

　ビタミンは、三大栄養素である糖質、タンパク質、脂質とは異なり、エネルギー源や体の構成成分にはほとんどならず、体の生理機能を正常に維持したり、血管、粘膜、皮膚、骨などの体の組織をつくるための代謝を促したりする役割がある。体内ではほとんど合成されないか、合成されても必要量に満たないため、食品から摂取する必要がある。体内で必要とするビタミンはごくわずかな量であるが、必要量が満たされないと、特有の欠乏症を起こす（表３−２）。

　ビタミンには13種類あり、油に溶けやすい脂溶性ビタミン（A、D、E、K）と、水に溶けやすい水溶性ビタミン（$B_1$、$B_2$、ナイアシン、$B_6$、$B_{12}$、葉酸、パントテン酸、C、ビオチン）に大別される。脂溶性ビタミンは取りすぎると肝臓などに蓄積され、過剰症を起こすことがあるため、サプリメントなどにより大量に摂取しないように注意が必要である。水溶性ビタミンは、過剰に摂取

## ■「日本人の食事摂取基準」厚生労働省■

「日本人の食事摂取基準」は、「健康増進法」（平成14（2002）年）に基づき厚生労働大臣が定めるものとされ、国民の健康の保持・増進をはかる上で摂取することが望ましいエネルギーおよび栄養素の量の基準を示すものである。それぞれの栄養素について、年齢・妊婦・授乳婦別、性別に1日の摂取基準などが示されている。また、「日本人の食事摂取基準」は、栄養素の摂取不足によるエネルギーや栄養素の欠乏症に関する予防だけではなく、過剰摂取による健康障害の予防なども目的としている。

2015年4月からは「日本人の食事摂取基準（2015年版）」が施行され、使用期間は平成27（2015）年度から平成31（2019）年度の5年間となっている。

表3-2　ビタミンの働きと欠乏症状

| 種類 | 性質 | 主な働き | 欠乏症 | 過剰（中毒）症 | 多く含む食品 |
|------|------|---------|--------|--------------|-------------|
| ビタミンA | 脂溶性 | 皮膚・粘膜を健康に保つ、感染を防ぐ、抗酸化作用、成長促進、網膜にある感光物質（ロドプシン）の成分となる | 夜盲症、免疫力低下、粘膜や皮膚の乾燥、成長障害 | 頭蓋内圧亢進による頭痛、吐き気、妊娠初期では胎児の催奇形性 | 緑黄色野菜（モロヘイヤ、ほうれん草など）、牛乳、レバー、うなぎなど |
| ビタミンD | | 骨の形成（紫外線に当たると皮膚で生成される）、カルシウムの吸収 | 乳幼児：くる病、成人：骨軟化症、骨粗しょう症 | 高カルシウム血症 | 魚介類（あんこう肝、さけ、さんま、いわし、うなぎなど）、きのこ類（干ししいたけ、きくらげなど）、卵黄など |
| ビタミンE | | 抗酸化作用 | 溶血性貧血 | 特に問題ない | 魚介類（うなぎなど）、種実類（アーモンド、ピーナッツ、大豆など）、植物油（ひまわり油など）、緑黄色野菜（モロヘイヤなど）など |
| ビタミンK | | 血液凝固、骨の形成 | 出血傾向<br>新生児：頭蓋内出血、消化管出血 | 貧血、血圧低下 | 海藻類、納豆、緑黄色野菜（モロヘイヤなど）など |

表3-2　つづき

| 種類 | 性質 | 主な働き | 欠乏症 | 過剰（中毒）症 | 多く含む食品 |
|------|------|----------|--------|----------------|--------------|
| ビタミンB$_1$ | 水溶性 | 糖質代謝の補酵素となりエネルギー産生に関与、神経機能を正常に保つ | 脚気、ウェルニッケ脳症 | 特に問題ない | 豚肉、穀類（そば、玄米など）、魚介類（うなぎ、たらこ、たい、ぶりなど）など |
| ビタミンB$_2$ | | 糖質・タンパク質・脂質の代謝の補酵素となる。成長を促進、皮膚や粘膜の健康維持 | 成長障害、口唇炎、口角炎、舌炎、脂漏性皮膚炎 | 特に問題ない | 肉（豚レバーなど）、魚類（うなぎ、かれいなど）、乳製品、大豆など |
| ナイアシン | | 糖質・タンパク質・脂質の代謝の補酵素となる。二日酔いの原因となるアセトアルデヒドを分解する補酵素となる | ペラグラ（皮膚炎、胃腸障害） | 顔面紅潮 | 鶏肉、レバー、魚類（かつお、たらこなど）、種実類（ピーナッツなど）、干ししいたけなど |
| ビタミンB$_6$ | | アミノ酸の代謝に関与、神経伝達物質（ドーパミン、アドレナリンなど）を合成する | 脂漏性皮膚炎、腸内細菌により合成されるため不足しにくい | 知覚神経障害、腎臓結石 | 肉（牛レバーなど）、魚（さんまなど）、にんにくなど |
| ビタミンB$_{12}$ | | DNA合成の調整に関与、アミノ酸やタンパク質の代謝の補酵素となる。造血機能に関与 | 悪性貧血 | 特に問題ない | レバー、魚介類（あさり、しじみ、さんまなど） |
| 葉酸 | | 造血作用、アミノ酸と核酸の代謝の補酵素となる。細胞分裂に重要、妊娠初期には特に必要 | 巨赤芽球性貧血、妊娠初期の不足は胎児の脳神経の発育に支障をきたすことがある | 亜鉛の吸収の阻害、発熱やじんましんなどの過敏症 | レバー、緑黄色野菜（モロヘイヤ、ブロッコリー、ほうれん草など）など |
| パントテン酸 | | 糖質、脂質、タンパク質の代謝とエネルギー産生に関与 | 通常の食生活では欠乏症はほぼない | 特に問題ない | レバー、魚（うなぎ、たらこなど）、きのこ類（ひらたけ、しめじなど）、果実（アボカドなど）、納豆など |
| ビタミンC | | コラーゲンの合成に関与、抗酸化作用、ストレスへの抵抗力を高める | 壊血病 | 特に問題ない | 緑黄色野菜（赤ピーマン、パセリなど）、果実（アセロラ、キウイ、いちごなど） |
| ビオチン | | 糖質、脂質の代謝の補酵素となる | 皮膚炎、脱毛 | 特に問題ない | レバー、卵黄、ピーナッツなど |

しても体内に蓄積されず、尿などと一緒に排泄されるため、取りすぎの心配はないが、必要な量を毎日摂取することが重要である。１日に必要な摂取量の基準を示したものに、「日本人の食事摂取基準」（厚生労働省）がある。

80　第Ⅲ章　健康と現代生活

## 5）無機質（ミネラル）

　無機質（ミネラル）は、体内で合成することができないため、食品から摂取する必要がある栄養素であり、厚生労働省が年齢別、妊婦・授乳婦別、性別に1日の摂取基準などを示している無機質（ミネラル）は13種類である（表3－3）。必要量は微量であるが、体の生命活動や健康維持に欠かせない栄養素で

表3－3　無機質（ミネラル）の働きと欠乏症状

| 種類 | 性質 | 主な働き | 欠乏症 | 過剰症 | 多く含む食品 |
|---|---|---|---|---|---|
| ナトリウム | 多量ミネラル | 細胞外液に存在し酸塩基平衡を保つ。体液の浸透圧を正常に維持、筋肉と神経の働きを正常に保つ | 食欲不振、吐き気、筋肉痛 ※日常の生活では摂取量が不足することはないが、汗をかいた時などに不足になることがある | むくみ、高血圧症 | 穀類（インスタントラーメン、カップラーメンなど）、調味料（食塩、固形コンソメなど）、魚介類（塩鮭、イカの塩辛など）、梅干 |
| カリウム | | 主に細胞内液に存在し酸塩基平衡を保つ。体液の浸透圧を正常に維持、神経伝達や筋収縮に関与、ナトリウムの尿中への排泄を促す | 疲労、筋力低下、脱力感 ※通常の食生活では欠乏症が問題となることはないが、尿量が増える疾患（糖尿病など）により、尿中へのカリウム排泄が増加し、不足になる | 高カリウム血症（腎機能低下による） | 野菜（パセリ、ほうれん草、里芋など）、果物（アボカド、バナナ、メロンなど）、魚（さわら、かんぱちなど）、肉（鶏ささみなど）、糸引き納豆など |
| カルシウム | | 骨や歯の成分、血液の凝固作用、筋肉の収縮作用、神経伝達に関与 | くる病（小児）、骨軟化症、骨粗しょう症 | ミルク・アルカリ症候群、泌尿器系の結石 | 魚介類（どじょう、干しえび、いわしなど）、海藻類（ひじき、わかめなど）、緑黄色野菜（パセリ、モロヘイヤなど）、乳製品（牛乳など） |
| マグネシウム | | 歯や骨の成分、エネルギー代謝に関与、酵素の作用を活性化、筋肉収縮を正常に保つ、神経伝達を正常に保つ | 神経過敏、虚血性心疾患（狭心症、心筋梗塞など）、筋肉の痙攣 | 低血圧、筋肉麻痺（腎機能障害により）※過剰に摂取しても尿中へ排泄されるので、過剰症の発症はまれである | 穀類（そばなど）、豆（大豆、豆腐など）、海藻類（ひじき、昆布など）、魚介類（金目鯛、するめ、あさりなど）、野菜（ほうれん草など）、果物（バナナなど）、ごま、アーモンドなど |
| リン | | 歯や骨の成分、ATPの構成成分としてエネルギーの代謝に関与、細胞膜のリン脂質、DNAやRNAなどの核酸の構成成分、酸塩基平衡の保持 | 歯や骨の発育不全、骨粗しょう症 ※日常摂取する食品に多く含まれているため、通常の生活では問題ない | カルシウムの吸収を阻害、副甲状腺機能亢進 | 魚介類（どじょう、するめ、煮干し、鰹節、うなぎなど）、レバー、大豆など |

2　食生活と健康　　81

表 3−3　つづき

| 種類 | 性質 | 主な働き | 欠乏症 | 過剰症 | 多く含む食品 |
|---|---|---|---|---|---|
| 鉄 | 微量ミネラル | 赤血球中のヘモグロビンの成分となり、全身に酸素を供給する。筋肉のミオグロビンの成分となり、酸素の供給と貯蔵をする、貯蔵鉄となる（肝臓、骨髄、脾臓など） | 鉄欠乏性貧血 | 鉄沈着症、便秘、胃腸障害※通常の食事で過剰摂取することはないが、サプリメントで鉄を摂取する際に注意が必要 | 肉（レバー）、魚介類（あさり、しじみなど）、海藻類（ひじきなど）、野菜（ほうれん草、小松菜など）、卵など |
| 亜鉛 | | 酵素（約100種類）の補酵素として働く。新陳代謝や成長を促進 | 味覚異常、食欲不振、成長障害、皮膚炎、免疫機能低下、生殖機能異常、精神障害 | 吐き気、貧血、免疫障害、神経症状 | 肉（レバー、牛肉など）、魚介類（かき、煮干、するめなど）など |
| 銅 | | 各種酵素の成分となる。鉄の働きを助ける。活性酸素の除去、骨などの形成を助ける | 貧血、毛・皮膚の脱色、骨異常 | ※通常の食生活では過剰症にならない | 肉（牛レバーなど）、魚介類（たこ、シャコなど）、大豆など |
| マンガン | | 脂質・タンパク質・糖質代謝に関わる酵素の働きを活性化。抗酸化作用、骨の形成を促進 | 成長阻害、骨発育遅延、生殖機能障害、糖質・脂質代謝の異常 | 中毒症（神経症状）※通常の食生活で摂りすぎることはない | 穀類（アマランサス）、野菜（しょうが、しそなど）、海藻類（あおさ（乾）、あおのり（乾））、きくらげ、茶葉など |
| ヨウ素 | | 甲状腺ホルモンの成分。基礎代謝を促進、子どもの発育を促進 | 甲状腺腫、甲状腺の肥大、疲労感、新陳代謝が鈍る、クレチン症（妊娠中のヨウ素不足により胎児に生じる）※日本の食生活では欠乏症はまれ | 甲状腺腫、甲状腺肥大、甲状腺機能障害 | 海藻類（まこんぶ、わかめ、ひじきなど）、魚介類（まだら、あわびなど）など |
| セレン | | 脂質過酸化物を分解する酵素の成分となり、抗酸化作用の効果がある。水銀やヒ素、カドミウムの毒性を軽減 | 克山病、心筋症、成長阻害、筋肉萎縮、免疫力低下、がん発症のリスクが高まる※日本の食生活で不足する心配はない | 脱毛、爪の変形、吐き気、免疫機能低下 | 肉（豚腎臓）、魚介類（かつお節、あんこうの肝、たらこなど）、卵黄など |
| クロム | | インスリン作用を増強し、糖代謝を促す。血中脂質の増加を防ぐ | 糖尿病、高コレステロール血症、動脈硬化、虚血性心疾患※通常の食生活では問題になることはない | ※通常の食生活では問題になることはない | 海藻類（青のり、ひじき、まこんぶなど）、魚介類（あさり、まいわしなど）、ミルクチョコレートなど |
| モリブデン | | 尿酸の合成に関与 | ※通常の食生活では問題になることはない | ※尿として排泄されるため、過剰症は起こらない | 豆類（大豆、納豆、あずきなど）、肉（豚レバー、牛レバー）、バターピーナッツ、焼きのりなど |

あり、骨、歯や筋肉、細胞膜、血液などの体の構成成分になり、また、生理作用や代謝作用などに関与している。生理作用を調節する働きとしては、体液の浸透圧や筋肉の働きを正常に保つ役割がある。不足による欠乏症や過剰摂取による過剰症は、表に示すとおりである。

6）水

　水は栄養素ではないが、きわめて重要な成分であり、人の体をつくっている成分のうち、60〜70％を占めている。水は、栄養素の摂取、溶解、消化、吸収、老廃物の排泄、体液の浸透圧の保持、体温調節、細胞の維持など、生命維持に不可欠な働きをしている。

　体内の水分量は、代謝に大きく関与しているため、代謝が活発な乳幼児は、体内の水分量が多く、年齢が高まるにつれて、体内水分量の割合が低くなる（新生児80％、幼児70％、成人60％、高齢50％）。また、女性は、男性に比べて筋肉量が少なく、脂肪が多いため、水分量も少し少ない。

　水の摂取量と排泄量は、バランスが保たれており（表3−4）、体内の水分が1％失われると、のどの渇きを感じ、2〜3％失われると食欲低下、運動能力の低下などが起きる。4〜6％失われると、頭痛や疲労感、めまいなどの脱水症状が現れ、尿量が減少し、体温が上昇する。10％以上失うと、意識障害が起き、死に至ることもある。

表3−4　成人1日の水の摂取量と排泄量の関係

| 摂取量 | | 排泄量 | |
| --- | --- | --- | --- |
| 飲料水 | 1,300ml | 不可避尿 | 500ml |
| 代謝水 | 200ml | 随意尿 | 1,000ml |
| 食品中の水分 | 1,000ml | 糞便 | 100ml |
| 酸化によってできたもの | 300ml | 不感蒸泄 | 900ml |
| | 2,500ml | | 2,500ml |

## 2.2 食生活上の現代的課題

　食生活上の課題には、実に多くの内容が含まれるが、ここでは現代的視点から今後増大していくと考えられるいくつかの項目について論じたい。

### 1) 栄養摂取量の質的変化

　時代の推移とともに、国民の栄養摂取量の状況も大きな変化を見せてきた。第二次世界大戦直後に食料不足による栄養失調が増大し、多くの死者を出したという苦い歴史を持つわが国では、戦後一貫して欧米並みの栄養摂取を目標に改善運動が進められて、日本の高度経済成長とも相まって今日のような飽食の時代を迎えるに至っている。

　ここ数年の栄養摂取状況の中で特筆できることは、エネルギー摂取量の減少である。国民栄養調査によれば、1975（昭和50）年の成人1日平均エネルギー摂取量は2,226kcalで、これをピークに年々減少の傾向が見られ、2013（平成25）年度の調査では1,873kcalまで減少してきた。この原因としては、過剰なエネルギー摂取が、いくつかの死因順位の高い生活習慣病と密接に関係しているということが明白であり、肥満の予防対策が叫ばれてきたということが大きい。また、社会的風潮としても痩身願望が強いことから、エネルギー摂取については、かなり深刻に受けとられていることがあげられる。

　エネルギー摂取量は減少の一途をたどっているものの、その中味を分析してみると、栄養素では脂質の摂取割合が増加傾向にあることがわかる。これは、動物性脂肪の摂取量が増えていることの結果と考えられ、特に20〜40歳の年齢層にこの傾向が強く現れていることもわかっている。

　エネルギー摂取の仕方については、最近の栄養学では、その取り方が肥満の発生に影響するといわれている。同様の体型で、1日の消費エネルギー量にほとんど差がなく、同一の摂取エネルギー量であっても、ある人は肥満になり、ある人は肥満にはならないという状況が生まれる。これは、同一の摂取エネルギー量であっても、どのような時間に、何回に分けて食事をするかに関係して

84 第Ⅲ章 健康と現代生活

いる。人間は、朝昼夕と3回食を基本としているが、どの食事を重視している
のだろうか。アメリカでは、大都市地域に住む人々にNight Eating Syndrome
（夜食症）といわれる生活パターンが多く見られ、夜食症の人に肥満症が多い
という報告がなされている。できれば活動する前の食事を重視し、脂肪細胞の
分裂・増殖が起きないような食生活にしたい。また、食事の回数の影響も大き
い。3回食が基本の人間の食生活と前述したが、1日の摂取エネルギー量を規
定し、1回、2回、……と分けて摂取した場合に、いずれの回数が最も肥満を
生みやすいかという実験では、回数が少ないほど肥満を形成しやすいという結
果が出ている。一度に大量の摂取が肥満細胞を生みやすいことになる。このた
め"食いだめ"はやめ、回数を多くしながら、少量ずつ摂取することが肥満予

表3-5　ある外食レストランの料理別エネルギー

| 料理名 | エネルギー(kcal) |
|---|---|
| とんかつ膳 | 1,009 |
| オムライス（ハッシュドビーフソース） | 996 |
| ビーフジャワカレー | 943 |
| ポルチーニクリームスパゲッティ | 877 |
| ステーキ（240g、おろしゆずポン酢ソース） | 813 |
| シーフードドリア | 807 |
| ビーフシチュー | 805 |
| クラブハウスサンド | 746 |
| なすとひき肉のボロネーゼ | 725 |
| ハンバーグ | 705 |
| 生ハムとフレッシュトマトのスパゲッティ | 637 |
| キーマカレー | 582 |
| ポークロースしょうが焼き | 477 |
| フライドポテト | 465 |
| パンケーキ | 595 |
| チョコレートサンデー | 595 |
| クリームあんみつ | 318 |
| コーヒーゼリーサンデー | 293 |
| アサイーとヨーグルトのパフェ | 251 |
| アイスクリーム | 220 |

（ファミリーレストランのメニューを参照して作成）

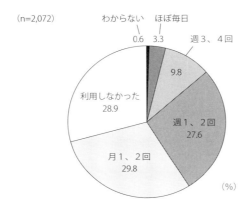

図3−5 調理済み食品や外食の利用頻度
（東京都報道発表資料［2010年10月掲載］「調理済み食品や外食の利用頻度などについて」より）

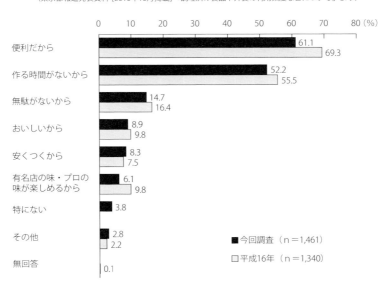

図3−6 調理済み食品を利用する理由
（東京都報道発表資料［2010年10月掲載］「調理済み食品や外食の利用頻度などについて」より）

3）孤食化

　1981年にNHKが実施した全国の小学生の食事調査の結果によると、「ひとり」あるいは「子どもだけ」で食事をしている割合が、朝食で38.4％、夕食で

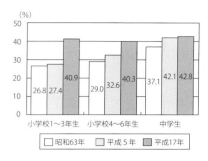
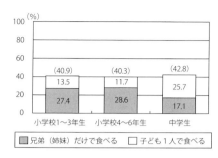

図 3-7　孤食化
(厚生労働省「平成17年国民健康・栄養調査結果の概要」図6・7より)

16.7％もあることがわかった。図 3-7 に見られるように、その後も孤食化は進んだ。必然的に食卓に並ぶ料理数が少なく、種類も単調にならざるをえない。食材料の組み合わせに偏りが生まれ、摂取栄養素が少なく、栄養のバランスが悪くなることが指摘されている。"一家団らん"という言葉は別にして、家族全員で食事をすることが、子どもたちにとっては精神的な安定性をもたらし、食事に対する期待や楽しみを生むものでもある。

このような現象は、健康面にも影響しており、身体の具合が非常に悪いと考えられる子どもの場合、子どもの数も「ひとり」、そして「子どもだけ」で食事をしている子どもたちのほうが高い割合を示している。誰と食事をするかということが、成長期の子どもの心と体の問題にとって大きな影響をもたらすものであることがわかる。

4) 糖分の過剰摂取

戦後の食生活の中で大きな変化が見られたものの1つに糖分、特に白砂糖の摂取量の増加がある。1952年から1975年頃にかけて急増し、戦前の2倍近くになり、その後、白砂糖の生産量、消費量はやや低下傾向を示して、1人当たり年間16.5kg程度で推移している。

甘味は味覚のうちでも、一度覚えたら忘れられない味覚であり、増量しない

と味覚が認知されなくなるという特徴を持っている。アメリカなど先進諸国においては、甘い物を食べないといられない"甘味症候群"の人が増加しており、日本人にも最近この傾向が増えている。

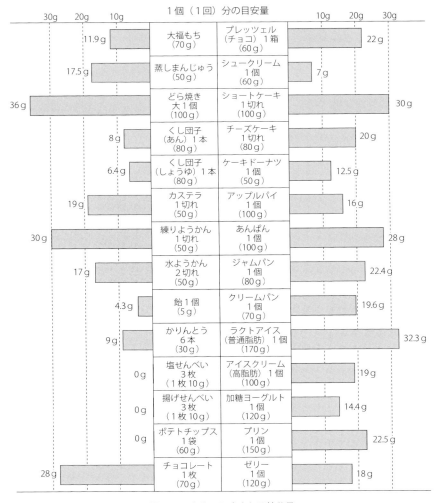

図3-8　おやつに含まれる糖分量
(福井市保健センター・清水保健センター「お菓子・菓子パン・甘い飲み物に含まれる糖分量」参照。
<http://www.city.fukui.lg.jp/fukusi/iryou/kenkodukuri/tounyoubyou-syoku_d/fil/kasiruinifukumarerutoubun.pdf>)

糖分の過剰摂取は、身体にどのような影響があるかというと、①う歯（虫歯）の増加　②脚気の増加（ビタミン$B_1$の欠乏症）③肥満の増加、が予想される。

特に、青年期以降は健康維持のために注意しなくてはならない。子どもの糖分摂取については、適度な量のおやつとして摂取する必要性が認められ、これを制限すると、情緒的障害を引き起こすという心理学者もいる。ただ、適度なおやつ摂取が難しい。

2014年3月、WHOは1日の砂糖の摂取量について新ガイドライン案を発表した。それによれば、「1日の砂糖量は25g（ティースプーン6杯）以下」とされる。成人1日の総摂取カロリーの5％未満が望ましいとした。しかし、市販菓子や清涼飲料には思いのほか大量の砂糖が含まれている。例えば、炭酸飲料500mlで50g、チョコレート1枚70gで28g、プリンには25g前後の砂糖が使用されているので、軽く1日の許容量を超えてしまう。種類・量・食べる時間などを考慮しておやつ摂取を考えなくてはならない。

また、例えば、大さじ1杯のケチャップには4gの砂糖が含まれているなど、お菓子ではない加工食品にも含まれるので、注意が必要である。

近年、砂糖に代わる人工甘味料・天然由来甘味料の摂取も健康への影響があることが報告されてきているので、カロリーゼロ表示の清涼飲料などの過剰摂取もひかえたほうがよいだろう。


## 5）塩分の過剰摂取

厚生労働省「平成25年度の国民健康・栄養調査」（2013年）によると、成人の1日の食塩摂取量の平均値は、男性11.1g、女性9.4gであり、60歳代が男女とも一番多いという結果を示している。塩分摂取と疾病との関係は昔から指摘されているところであるが、特に、高血圧、動脈硬化症、胃がんとの関係があり、脳卒中、心臓病には密接な影響を及ぼしている。

厚生労働省は塩分摂取に関して、「日本人の食事摂取基準2010年版」での1日の食塩摂取量、18歳以上の男性9.0g未満、18歳以上の女性7.5g未満から引

き下げて、2015年版では目標量を男性8.0g、女性7.0g未満とした。減塩しないと、これらの病気発生の危険性が高まると警告している。もちろん、これは1日の活動形態や環境要因にも関係するが、食塩の取りすぎが健康に悪影響を及ぼすことを考えると、さらに徹底した減塩指導をする必要がある。WHOの減塩目標は1日5gである。

これまで健康増進法（栄養表示基準）によって定められていた栄養成分表示項目の「ナトリウム（mg）」は、2015年4月1日食品表示法施行により、「食

表3-7　食品の塩分含有量

| 品名 | 量 | 塩分（g） | 外食（1人前） | 塩分（g） |
|---|---|---|---|---|
| 食パン | 1枚 | 0.7 | ざるそば | 4.0 |
| インスタントラーメン | 80g | 4.1 | ラーメン | 5.0 |
| ウインナソーセージ | 30g | 0.7 | にぎりずし | 5.0 |
| プロセスチーズ | 20g | 0.8 | 月見うどん | 6.0 |
| 塩鮭 | 1切 | 4.9 | カレーライス | 4.5 |
| 白菜漬け | 50g | 2.5 | ハンバーグ | 3.5 |
| ウスターソース | 大サジ1 | 1.2 | ミックスサンド | 2.5 |
| みそ汁 | 1椀 | 2g前後 | 天丼 | 3.0 |

（文部科学省科学技術・学術審議会資源調査分科会『四訂　日本食品標準成分表』参照）

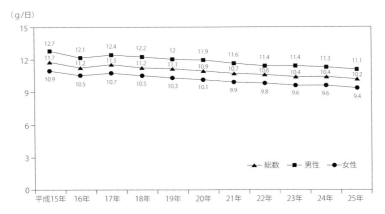

図3-9　食塩摂取量の平均値の年次推移（20歳以上、平成15～25年）
（厚生労働省「平成25年国民健康・栄養調査結果の概要」より）

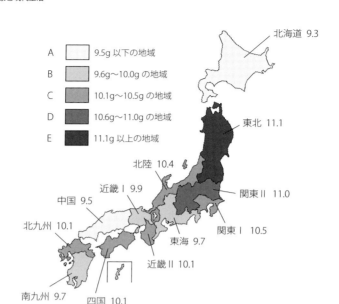

図3-10 地域ブロック別食塩摂取量の平均値
（平成25年国民健康・栄養調査報告「第1部 栄養素等摂取状況調査の結果」第3表より作成）

塩相当量（g）」に代えて表示することが義務化された。新基準では、実際に食塩（NaCl）を添加していない場合、ナトリウム○mg（食塩相当量○g）とする表示もあわせて認められている。表示を活用して健康のために役立ててほしい。換算式は下記のとおり。

$$ナトリウム（mg）×2.54÷1000＝食塩相当量（g）$$

6）その他の課題

食生活上の現代的課題としては、他にも食品添加物や冷凍食品、コピー食品（模造食品：別の原料を使って、形・色・味などを本物とそっくりに作った食品）、健康食品などの問題、さらには食品に関するCMや食品衛生法に関連する法規制の問題など、多くの項目があげられる。しかし、これらの食品はいずれも、消費者側の正しい知識・判断と、消費者の健康・安全保護を行う行政と、

食品を製造販売する事業者という三側面によって健康・安全が可能となるものであるという基本的立場に立って考えられなければならない。

　偏った栄養摂取、朝食欠食など食生活の乱れや肥満・痩身傾向など、子どもたちの健康を取り巻く問題が深刻化していること。また、食を通じて地域等を理解することや、食文化の継承をはかること、自然の恵みや勤労の大切さなどを理解することも重要であることから、2005（平成17）年の「食育基本法」の施行や2006（平成18）年の「食育推進基本計画」の制定によって、食育についての取り組みがなされるようになってきている。

# 3 喫煙・飲酒・薬物乱用と健康影響

　嗜好品は、一般に毎日摂取する飲食物の中で、生命の維持増進のために必ず摂取しなくてはならない栄養とは異なり、個人の嗜好によって、その風味を楽しんだり、摂取後の心地良い気持ちを求めて取るものである。
　嗜好品はその種類も量も個人の好みによって取られ方が異なることは当然であるが、欲求を充足させるために、あるいは精神の開放を求めるために、酒やコーヒーのように、適量を取ることでは特に生体に対する影響を見ないものもあれば、たばこのように、たとえ少量であってもその摂取が健康を害する原因となるものもある。

## 3.1 喫煙の健康影響

　たばこの煙の成分の中には、タールやニコチン、一酸化炭素など、身体に害を及ぼすものが200種類以上含まれている。ニコチンは依存を引き起こす原因物質であり、急にたばこをやめるとイライラ感や不眠などの症状が現れる「ニコチン依存症」になる。またニコチンは、交感神経を刺激し、血管を収縮させるため、血流を悪化させる作用がある。タールは、肺がんなどを引き起こす発

がん物質の1つである。一酸化炭素は、赤血球中のヘモグロビンと結合することにより、血液の酸素運搬機能が阻害され、身体の細胞や組織の酸素欠乏を引き起こす。

### 1）主流煙と副流煙による健康障害

　主流煙とは喫煙者が直接吸い込む煙のことをいい、これが吐き出された煙を呼出煙という。副流煙とは点火部から立ち上る煙のことをいい、主流煙に比べて有害物質が多く、ニコチンは2.8倍、タールは3.4倍、一酸化炭素は4.7倍が含まれている。また、副流煙は、目や鼻を刺激し、涙や鼻水などの症状を引き起こすこともある。

　呼出煙と副流煙は、喫煙していない周囲の人に対して、自分の意思とは関係なく、吸い込ませてしまう煙であり、これを吸い込むことを受動喫煙とよぶ。受動喫煙による急性影響には、肺から吸収された煙によるものと環境中のたばこ煙の粘膜への直接刺激があり、頭痛、咳、喘鳴、指先の血管収縮、心拍数の増加、皮膚温の低下や、眼のかゆみ・痛み・涙などの眼症状、くしゃみ・鼻閉・かゆみ・鼻汁などの鼻症状、などがあげられる。受動喫煙の慢性影響としては、肺がんや急性心筋梗塞などの循環器疾患との関連が報告されている。

　近年においては、受動喫煙による健康被害への意識が高まり、2010（平成22）年の厚生労働省「受動喫煙防止対策について」（全国の自治体に対する公共施設の原則全面禁煙を求める通知）によって禁煙、分煙が強化され、さらには路上での喫煙や歩行中の喫煙を規制する条文が含まれた条例が、地方公共団体により制定されている。

### 2）喫煙による急性影響と慢性影響

　喫煙による急性影響として現れる症状には、呼吸器系では、咳・痰などの呼吸器症状、息切れ、循環器系では、血圧上昇、心拍数の増加、末梢血管の収縮、肩こりや冷えなどの循環障害がある。また、消化器系では口臭、食欲低下や胃潰瘍などの消化器症状が現れ、中枢神経や感覚器系では知的活動能力の低下や

睡眠障害などが起きる。また全身症状としては、健康水準が低下し、体重減少が起きる。

　一方、喫煙による慢性影響としては、呼吸器系では、肺がんの原因となるだけではなく、肺気腫、気管支炎、慢性的な気道閉鎖の原因となり、肺炎を引き起こしやすくなる。循環器系では、全身の動脈硬化により血管の閉塞などが起こり、心筋梗塞や狭心症などの虚血性心疾患、大動脈瘤、末梢血管閉塞症、脳血管障害などが起きやすくなる。消化器系では、胃・十二指腸潰瘍、口腔粘膜の角化および色素沈着、慢性萎縮性胃炎、肝硬変、クーロン病（消化管の炎症性疾患）などにかかる危険性が高まる。口腔歯科では、歯槽膿漏や歯周炎などの歯周病になりやすくなる。その他、脳萎縮や白内障、味覚・嗅覚の低下、骨密度が低下し、骨粗鬆症の原因にもなりうる。また肌の老化の促進が起こり、年齢よりも顔のしわが増えるといったSmoker's face（スモーカーズフェイス）という特有の顔つきになることが報告されている。さらに慢性的な喫煙により、さまざまながんの発症を引き起こす危険性が高まる。例えば、呼吸器系では肺がん、喉頭がん、口腔・咽頭がんを、消化器系では食道がん、胃がん、肝臓がん、膵臓がん、泌尿器系では腎盂がん、尿管がん、膀胱がん、婦人科系では子宮頸がんなどがあげられる。

## 3）未成年者の喫煙の危険性と防止対策

　成長期の喫煙は、身長の伸長や体重の増量に影響を与えるだけではなく、持久力が低下することも報告されている。さらに、喫煙により大脳に送られる酸素も減るため、学習能力が低下する。また成長期は新陳代謝が活発であるため、がんの一原因となる物質ができやすかったり、喫煙している年月が長いほど累積するたばこの本数が増えたりすることなどから、たばこを吸いはじめた年齢が若いほど、発がんのリスクが増えることも報告されている（図3－11）。肺がんでの死亡率は、20歳未満で喫煙を開始した場合、非喫煙者と比較して5.5倍となっている。さらに、喫煙を始める年齢が若いほどニコチンへの依存度が高くなる人が多いという報告（厚生労働省「平成10年度 喫煙と健康問題に関す

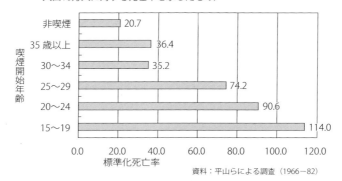

図3-11　喫煙開始年齢別肺がん標準化死亡率（男）
（厚生労働省「喫煙と健康問題について簡単に理解したい方のために（Q＆A）」より）

る実態調査」）があり、虚血性心疾患などの罹患の危険性も高まることが報告されている。（参考資料4「TDSニコチン依存度テスト」）

　以上のように、喫煙は成長期の子どもの体にとって、非常に悪い影響を及ぼす。そのため、未成年者への喫煙防止だけではなく、受動喫煙にも気を配ることができる社会づくりが必要である。また、未成年者の喫煙防止対策として、たばこ自動販売機は2008年より成人識別自動販売機に変わり、未成年者のたばこ自動販売機の利用防止を強化している。インターネットによるたばこの販売については、「あらかじめ公的な証明書により購入希望者が成人であることの確認を行った上で、当該購入希望者が当該証明書に記載された者と同一の者であることを確認して販売すること」を、たばこ小売販売の許可の条件としている（2010（平成22）年 財務省）。

## 4）妊娠中の喫煙による影響

　妊婦の喫煙は、胎児の呼吸器の発達や、出生から小児期、青年期にかけての肺機能や喘息に影響を及ぼす。またニコチンや一酸化炭素による胎児の低酸素

状態により、流産や早産、低体重児出産、先天異常、乳幼児突然死症候群の原因となる。

出産後も親の喫煙による受動喫煙により、乳幼児・児童は肺炎や喘息等の呼吸器疾患、中耳炎等の耳疾患などに罹患する確率が高まることも報告されている。

### 5）禁煙治療

禁煙を治療する医療機関に禁煙外来がある。禁煙外来では禁煙が難しいニコチン依存症に対して、専門の医師が禁煙できるように指導をしたり、ニコチン依存症による精神症状や身体症状を緩和させる薬を処方したり、医師や看護師、専門のカウンセラーによるカウンセリングを行ったりしている。治療に用いられている医薬品としては、皮膚に直接貼り付けるニコチンパッチやニコチンガムなどがある（ニコチン置換療法）。これらは血中のニコチン濃度が低下することにより出現するニコチン依存症の症状を抑える効果があり、薬局・薬店で購入できる一般医療用医薬品と医師の処方が必要となる医療用医薬品がある。最近では、医療用医薬品として、ニコチンを含まない内服薬（非ニコチン製剤）があり、イライラなどの症状を軽減するほか、たばこをおいしいと感じにくくするなどの効果がある。

禁煙外来の受診患者数は、2010（平成22）年10月１日からのたばこ税の大幅値上げを受けて、増加傾向を示している。

## **3.2** 飲酒の健康影響

摂取した酒のアルコール成分は、胃や小腸上部から吸収され、肝臓で分解された後、アセトアルデヒドとなる。このアセトアルデヒドは、頭痛や吐き気、動悸、悪酔いなどを引き起こす有害物質であり、体外へ排出されるまでは、身体にさまざまな悪影響を及ぼす。

消化器から吸収されたアルコール成分は、血液により脳に運ばれる。脳毛細

98　第Ⅲ章　健康と現代生活

表3−8　アルコール血中濃度と酔いの状態

| | 血中濃度（%） | 酒量 | 酔いの状態 | 脳への影響 |
|---|---|---|---|---|
| 爽快期 | 0.02〜0.04 | ビール中びん（〜1本）<br>日本酒（〜1合）<br>ウイスキー・シングル（〜2杯） | さわやかな気分になる<br>皮膚が赤くなる<br>陽気になる<br>判断力が少しにぶる | 網様体が麻痺すると、理性をつかさどる大脳皮質の活動が低下し、抑えられていた大脳辺縁系（本能や感情をつかさどる）の活動が活発になる。 |
| ほろ酔い期 | 0.05〜0.10 | ビール中びん（1〜2本）<br>日本酒（1〜2合）<br>ウイスキー・シングル（3杯） | ほろ酔い気分になる<br>手の動きが活発になる<br>抑制がとれる（理性が失われる）<br>体温が上がる<br>脈が速くなる | |
| 酩酊初期 | 0.11〜0.15 | ビール中びん（3本）<br>日本酒（3合）<br>ウイスキー・ダブル（3杯） | 気が大きくなる<br>大声でがなりたてる<br>怒りっぽくなる<br>立てばふらつく | |
| 酩酊期 | 0.16〜0.30 | ビール中びん（4〜6本）<br>日本酒（4〜6合）<br>ウイスキー・ダブル（5杯） | 千鳥足になる<br>何度も同じことをしゃべる<br>呼吸が速くなる<br>吐き気・おう吐がおこる | 小脳まで麻痺が広がると、運動失調（千鳥足）状態になる。 |
| 泥酔期 | 0.31〜0.40 | ビール中びん（7〜10本）<br>日本酒（7合〜1升）<br>ウイスキー・ボトル（1本） | まともに立てない<br>意識がはっきりしない<br>言語がめちゃめちゃになる | 海馬（記憶の中枢）が麻痺すると、今やっていること、起きていることを記憶できない（ブラックアウト）状態になる。 |
| 昏睡期 | 0.41〜0.50 | ビール中びん（10本超）<br>日本酒（1升超）<br>ウイスキー・ボトル（1本超） | ゆり動かしても起きない<br>大小便はたれ流しになる<br>呼吸はゆっくりと深い<br>死亡 | 麻痺が脳全体に広がると、呼吸中枢（延髄）も危ない状態となり、死にいたる。 |

脳への影響欄の図：大脳、小脳、海馬、脳幹

働いているところ
少しマヒしたところ
完全にマヒしたところ

軽い酩酊／強い酩酊／麻痺／死

延髄

（公益社団法人アルコール健康医学協会HP　<http://www.arukenkyo.or.jp/health/base/>より）

表3-9　大量飲酒による身体への影響

| 脳 | 脳出血、脳梗塞、コルサコフ症候群、アルコール性小脳変性症、アルコール性認知症、ウェルニッケ脳症 |
|---|---|
| 心血管系 | 高血圧、心筋症 |
| 咽頭 | 慢性咽頭炎、咽頭がん |
| 食道 | 食道炎、食道がん、食道静脈瘤 |
| 胃 | マロリーワイス症候群、出血性びらん、胃炎、急性胃潰瘍、胃静脈瘤、急性胃粘膜病変 |
| 十二指腸 | 十二指腸炎、乳頭炎、十二指腸潰瘍 |
| 肝臓 | 脂肪肝、アルコール性肝炎、肝硬変 |
| 膵臓 | 急性膵炎、慢性膵炎 |
| 小腸 | 小腸炎、吸収不良症候群 |
| 大腸 | 大腸がん、大腸ポリープ |
| 足 | 痛風、末梢神経炎、大腿骨頭壊死 |
| 生殖器 | 女性：生理周期の変動、妊娠・出産・胎児への影響<br>男性：インポテンツ |
| その他 | 肥満、メタボリックシンドローム、下痢、高脂血症、糖尿病 |

　血管の内皮細胞には血液脳関門（血液中の物質を容易に脳に通さない仕組み）があるが、アルコールは容易に通してしまうため、脳に直接影響を与えてしまい、「酔う」という現象が起こる（表3-8）。

## 1）アルコールによる健康障害
　長年の常習的な飲酒は、さまざまな健康障害を引き起こす（表3-9）。特に体内に入ったアルコールの90％以上は肝臓で分解されるため、肝臓にさまざまな影響をもたらす。肝臓に脂肪がたまりアルコール性脂肪肝になり、次に肝炎、最後に肝硬変、肝がんへと進行する。
　また、一気飲みをして血液中のアルコール濃度が急激に上昇することにより、運動失調や嘔吐をともなった意識障害が起こり、死に至ることもある。これを急性アルコール中毒というが、若年者、女性、高齢者などでは特にその危険性が高まる。
　アルコールは、麻薬や覚せい剤、たばこなどと同様に、依存性のある薬物の一種であり、ある程度の量の飲酒を習慣的に続けていると、アルコールの耐性、

精神依存、身体依存が形成され、飲酒の統制ができなくなっていく危険性があり、これをアルコール依存症という。アルコール依存症になると、身体への影響だけではなく、仕事や家族との関係が悪化するなどさまざまな問題が生じる。（参考資料5「簡単なアルコールの体質判定法」・参考資料6「飲酒状態の自己診断法：KAST-M, KAST-F」）

## 2）アルコールと社会問題

　飲酒に関連した社会的な問題として、暴力や犯罪、事故などがあげられる。暴力は身体的な暴力だけではなく、精神的暴力、経済的暴力、性的暴力も含まれ、アルハラ（アルコールハラスメント）、家庭内暴力、児童や高齢者への虐待などがある。飲酒、酩酊により引き起こされる事故には、交通事故、転倒・転落、溺水、吐物吸引などがあげられる。転倒・転落事故の中には、階段や電車のホームなどから転落し、死亡するという事例も報告されている。吐物吸引は、酩酊状態による嘔吐の際に吐物を吸引することで、窒息する事例も多い。

　これら飲酒、酩酊状態により引き起こされる暴力や事故などは、命にも関わる大変重大な問題であり、これらを防止するためには、飲酒を控えることが何よりも大切である。しかし、アルコール依存症やアルコール乱用がある場合には、それらに対する適切な治療が必要である。

## 3）未成年者の飲酒の危険性

　未成年者の飲酒は、さまざまな悪影響を及ぼす。例えば、脳障害、性腺機能障害、急性アルコール中毒、肝臓障害、膵臓障害等があげられる。脳障害では、発達途上の脳や神経細胞を破壊し、脳萎縮を早くもたらす危険性がある。特に理性の中枢といわれている前頭前野の神経細胞が破壊されたり、感情の中心である扁桃体（側頭葉の内側）に刺激が与えられたりすることにより、人格形成に大きな影響を及ぼす。海馬の神経細胞はアルコールの影響を受けやすく、アルコールによって記憶力が低下する危険性もある。また、思春期の飲酒は視床下部に影響を与え、性ホルモンの量が減少し、性腺機能障害が起こる危険性が

## ■未成年者飲酒禁止法 （大正11年制定、平成13年改正）■
（新仮名遣いに変更し、漢数字を算用数字に変換）

第1条　満20年に至らざる者は酒類を飲用することを得ず

2　未成年者に対して親権を行う者若は親権者に代りて之を監督する者未成年者の飲酒を知りたるときは之を制止すべし

3　営業者にして其の業態上酒類を販売又は供与する者は満20年に至らざる者の飲用に供することを知りて酒類を販売又は供与することを得ず

4　営業者にして其の業態上酒類を販売又は供与する者は満20年に至らざる者の飲酒の防止に資する為年齢の確認其の他の必要なる措置を講ずるものとす

第2条　満20年に至らざる者が其の飲用に供する目的を以て所有又は所持する酒類及其の器具は行政の処分を以て之を没収し又は廃棄其の他の必要なる処置を為さしむることを得

第3条　第1条第3項の規定に違反したる者は50万円以下の罰金に処す

2　第1条第2項の規定に違反したる者は科料に処す

第4条　法人の代表者又は法人若は人の代理人、使用人其の他の従業者が其の法人又は人の業務に関し前条第1項の違反行為を為したるときは行為者を罰するの外其の法人又は人に対し同項の刑を科す

高まる。男子は勃起障害、女子は生理不順や無月経になることがある。

　さらに、未成年者は飲酒経験がなく、脳がアルコールに慣れていない、アルコールの代謝が弱いなどの理由から、一度に多量に飲酒すると急性アルコール中毒になりやすい。また未成年による飲酒はアルコール依存症になる危険性が高く、飲酒の開始年齢が若いほど発症する危険性が高くなるといわれている。

　未成年者の飲酒の動機は、家族の勧めという調査結果もある。未成年者たちだけではなく、周囲の大人たちも未成年者の飲酒による危険性を充分に理解して、社会全体で防止していくことが重要である。

## ■健康を守るための12の飲酒ルール■

1. 飲酒は1日平均2ドリンク以下（1ドリンク＝純アルコール量10g）
   節度ある適度な飲酒を守りましょう。
2. 女性・高齢者は少なめに
   中年男性に比べて、女性や高齢者は飲酒量を控えることをおすすめします。
   例えば1日350mlの缶ビール1本以下を目安としてみましょう。
3. 赤型体質も少なめに
   飲酒後にフラッシング反応を起こす人をここでは赤型体質とも呼びます。この
   体質はアルコールの分解が遅く、がんや様々な臓器障害を起こしやすいといわ
   れています。
4. たまに飲んでも大酒しない
   たとえ飲む回数が少なくとも一時に大量に飲むと、身体を痛めたり事故の危険
   を増したり依存を進行させたりします。
5. 食事と一緒にゆっくりと
   空腹時に飲んだり一気に飲んだりすると、アルコールの血中濃度が急速に上が
   り、悪酔いしたり場合によっては急性アルコール中毒を引き起こします。また
   あなたの身体を守るためにも濃い酒は薄めて飲むようにしましょう。
6. 寝酒は極力控えよう
   寝酒（眠りを助けるための飲酒）は、睡眠を浅くします。健康な深い睡眠を得
   るためには、アルコールの力を借りないほうがよいでしょう。
7. 週に2日は休肝日
   週に2日は肝臓をアルコールから開放してやりましょう。そうすることで依存
   も予防できます。
8. 薬の治療中はノーアルコール
   アルコールは薬の効果を強めたり弱めたりします。また精神安定剤と一緒に飲
   むと、互いの依存をはやめることが知られています。

9. 入浴・運動・仕事前はノーアルコール

飲酒後に入浴や運動をすると、不整脈や血圧の変動を起こすことがあり危険です。またアルコールは運動機能や判断力を低下させます。

10. 妊娠・授乳中はノーアルコール

妊娠中の飲酒は胎児の発達を阻害し、胎児性アルコール症候群を引き起こすことがあります。またアルコールは授乳中の母乳に入り、乳児の発達を阻害します。

11. 依存症者は生涯断酒

依存症は飲酒のコントロールができないことがその特徴で、断酒を続けることが唯一の回復方法です。

12. 定期的に検診を

定期的に肝機能検査などを受けて、飲みすぎていないかチェックしましょう。また赤型体質の習慣飲酒者は、食道や大腸のがん検診を受けましょう。


▶純アルコール量の計算

酒のラベルに書かれている度数は、体積パーセント（％）を意味する。

度数 5 または 5 ％のビールには、100mL に、純アルコールが 5 mL 含まれる。

通常、純アルコール量は、グラム（g）で表される。

5 ％のビールのロング缶 1 本（500mL）に含まれている純アルコール量は、アルコールの比重も考慮して、以下のように計算される。


酒の量（mL）× 度数または％／100×比重＝純アルコール量（g）

500（mL）× 0.05 × 0.8 = 20（g）

(樋口進「飲酒のガイドライン」、厚生労働省「e-ヘルスネット」より)

104 第Ⅲ章 健康と現代生活

### 4）妊娠中の飲酒の危険性

妊娠中の女性の飲酒は、胎盤を通じてアルコールが胎児に入り、胎児や乳児の発育障害（低身長、低体重）、顔面などの奇形、脳障害などを引き起こす危険性がある。これを胎児性アルコール症候群（FAS: Fetal Alcohol Syndrome）という。胎児性アルコール症候群は、小さな目、薄い唇、平らな顔などの特徴的な顔貌を持ち、中枢神経系の障害、発育の遅れなどの先天異常が見られる。胎児性アルコール症候群は、少量の飲酒でも、妊娠のどの時期でも生じる可能性があり、さらに治療法がないため、妊娠中は飲酒しないことが唯一の対処法である。現在では、胎児性アルコール症候群に見られる特徴的な顔貌がなくても、学習障害、行動障害、刺激への過反応、注意力の問題等、中枢神経の問題を抱えた子どもたちの存在が注目され、胎児性アルコール・スペクトラム（FASD: Fetal Alcohol Spectrum Disorders）とよばれることもある。

妊娠中の飲酒によって、流産や早産、分娩異常の危険性も増える。授乳期の飲酒も注意が必要であり、母親の血液中のアルコール濃度と母乳の濃度はほぼ同じになるといわれているため、新生児や乳児もアルコールを摂取することになってしまう。

## 3.3 薬物乱用と健康影響

薬物乱用とは、本来の治療目的や方法から逸脱した用法や用量で医薬品を使用すること、覚せい剤（コカイン、ヘロイン、LSD、MDMAなど）、有機溶剤（シンナー、接着剤など）、大麻など、規制されている薬物を自ら使用することをいう。また、医療目的にない薬物を不正に使用することも薬物乱用に含まれる。例えば、未成年者の飲酒や喫煙も、法により禁じられているため、1回であっても乱用になる。1回に1錠の内服と指示されている睡眠薬や鎮痛薬などの医薬品を、一度に数錠内服することも、方法として指示を違反しているため、乱用となる。さらにシンナーは、本来、塗料を薄めるなどのために使用されるものであり、吸入するものではないため、シンナーを吸入することは、

不正な目的や方法で使用することになり、これも乱用に含まれる。

　依存性のある薬物の乱用を繰り返すと、その薬物の使用を中止しようと思っても、自分の意志では薬物の使用をコントロールできなくなる薬物依存が生じる。そして、使用を繰り返しているうちに、それまでの量では効果が薄れていき、使用する量や回数が増えていく耐性が生じる。依存や耐性に基づく乱用の繰り返しの結果、慢性中毒になり、幻覚や妄想に支配され、人格異常が引き起こされ、心臓や肝臓など全身の臓器にも影響を及ぼす結果となる。このように、依存性のある薬物乱用の最大の怖さは、１回だけだと思って始めても、薬物の依存性と耐性により、使用量や回数が増え、依存が形成されていくことにある。量によっては、急激に心身の異常をもたらす急性中毒となり、死に至ることもある。

## 1) 乱用が問題となる薬物

　乱用が問題となる医薬品には、睡眠薬・抗不安薬（精神安定剤）・鎮痛薬などの向精神薬や鎮咳去痰剤などがある。向精神薬は、医師の処方とは異なる誤った使用方法により、中枢神経系に強く作用して心身の機能に悪影響を及ぼす。鎮咳去痰剤は、通常の用法や容量が決められているが、幸福感や快感を高める目的で乱用し、依存が生じてしまう。これらの医薬品は、本来の治療目的に従い、正しい用法や用量での使用であれば、違法ではない。そのため、容易に入手でき、継続して使用ができるため、かえって依存からの回復が難しい面がある。その他、乱用が問題となる依存性薬物の種類と症状などについては、表３－10に示す。

## 2) 薬物乱用がもたらす影響

　薬物乱用は心身への悪影響（表３－11）だけではなく、薬物依存によりさまざまな社会的問題が生じる。例えば、薬物乱用により精神障害や性格の変化等が生じ、家族機能の障害、家庭内暴力や家庭崩壊といった家族の問題が起きる。また、友人・知人から孤立し、薬物乱用仲間が形成される対人関係の問題や、

106　第Ⅲ章　健康と現代生活

表3-10　依存性薬物の種類と症状

| 薬物名 | | 呼称 | 性状・症状など | 薬物規制に関する法律 |
|---|---|---|---|---|
| 麻薬 | コカイン | 「コーク」「スノウ」「ホワイト」 | ・「コカ」の木の葉から抽出した無色の結晶また白色の結晶性粉末である。<br>・効果の持続が短く（30分）、依存性は極めて強い。<br>・皮膚内を虫が這うような体感幻覚に襲われる。 | 麻薬及び向精神薬取締法 |
| | 幻覚性きのこ | 「マジックマッシュルーム」 | ・摂食より幻覚作用が生じる。<br>・マジックマッシュルームが原因で死亡した例がある。 | |
| | ヘロイン | 「スマック」 | ・ヘロインは、最も厳しく規制されている薬物。<br>・強い中毒性があり、激しい苦痛に襲われる。 | |
| | LSD | 「ペーパー」「ドラゴン」「エル」 | ・薬物の中で最も強力な作用を持つ幻覚発現剤。<br>・ごく微量で作用を示し、紙や角砂糖にしみ込ませて使用する。<br>・幻覚作用により、自殺や殺人などを起こす。 | |
| | MDMAおよびMDA | 「エクスタシー」「ラブ・ドラッグ」 | ・精神的依存が強く、乱用を続けると錯乱状態になり、腎・肝障害や記憶障害が生じる。 | |
| あへん（けしぼうず） | | 「ジャンク」 | ・精神・身体依存が強く、使用を止めた時に出現する症状が激しい。<br>・あへんは、けしの液汁を凝固させたもの。<br>・慢性中毒を起こし、精神錯乱を起こす。 | あへん法 |
| 大麻（大麻草とその製品）、大麻樹脂 | | 「マリファナ」「ハッパ」「チョコ」 | ・若年層の使用が多い傾向がある。<br>・海外で最も乱用されている薬物であるが、最近は国内でも押収量と検挙者が激増している。<br>・急性パニック状態や幻覚・妄想状態などをもたらし、しばしば慢性化する。<br>・刻んだものや、樹脂を固めたものを吸煙で使用する。<br>・感情が不安定になり、暴力的・挑発的行為が現れ、さらには幻覚妄想が出現する。 | 大麻取締法 |
| 覚醒剤（アンフェタミン・メタンフェタミン） | | 「エス」「スピード」「シャブ」「アイス」 | ・全薬物事犯における覚醒剤事犯の検挙人数は、8割以上を占めている。再犯率も50％を超えていて、非常に危険な薬物である。<br>・未成年者の検挙人数は、減少傾向である。<br>・高頻度で幻覚・妄想などが生じ、断薬後もしばしば慢性化する。大量摂取により死に至る。<br>・注射の「回し打ち」によるウイルス感染も問題となっている。<br>・メタンフェタミンは、強烈な覚醒効果と快感をもたらすので、強い精神依存が形成される。 | 覚せい剤取締法 |
| 有機溶剤（シンナー、トルエン） | | 「アンパン」 | ・吸入により肺から血液に溶け、全身に達し各器官に障害を及ぼす。<br>・入手しやすいため、15歳前後という低年齢で乱用が始まることが多く、薬物乱用（依存）の入口になりやすい。 | 毒物及び劇物取締法 |

（東京都福祉保健局東京都西多摩保健所HP、「乱用される薬物の種類と症状」を参照）

職務能力の低下、怠業・怠学、失業・退学等の社会生活上の問題も生じる。そして、幻覚や妄想により殺人、放火、危険運転による死亡事故などの重大な犯罪を引き起こしたり、薬物を入手するために、借金や窃盗、詐欺等を犯したりするようになる。このように、薬物乱用、薬物依存には、犯罪や事故が増加し、治安が悪化する危険性も潜んでおり、薬物を乱用した本人だけに留まらず、家族を含めた多くの人々や社会全体にも害を及ぼすこととなる。

表3-11　薬物乱用による心身への影響

| 覚醒剤 | ・重篤な依存症（強い精神依存）<br>・精神障害：覚醒剤精神病（幻覚、妄想）<br>・フラッシュバック<br>・血圧上昇、急性心不全<br>・静脈炎症<br>・離脱時の強い疲労感や倦怠感、脱力感 |
|---|---|
| 大麻（マリファナ） | ・精神障害：大麻精神病（幻覚・妄想など）人格変容<br>・生殖機能への悪影響<br>・呼吸器系の疾患 |
| MDMA | ・錯乱・憂鬱・睡眠障害<br>・高血圧、心臓の機能不全<br>・肝臓の機能不全<br>・悪性の高体温による筋肉の著しい障害<br>・腎臓と心臓血管の損傷<br>・心臓発作<br>・脳卒中、けいれん<br>・記憶障害 |
| 違法（脱法）ドラッグ | ・意識消失、幻覚、視覚過敏、聴覚過敏、精神運動<br>・興奮、見当識障害など、薬物の種類ごとにさまざまな症状あり |
| シンナー | ・記憶力低下、認知障害<br>・急性中毒：事故<br>・精神障害：有機溶剤精神病（幻覚、妄想）<br>・重篤な依存症<br>・歯がぼろぼろになる<br>・視力の低下・失明<br>・肝臓・腎臓の障害<br>・生殖器の萎縮<br>・手足のふるえ、しびれ、<br>・麻痺 |
| その他の害 | ・薬物を注射で乱用する場合、各種の感染症（エイズ、肝炎など）の原因になる。<br>・大麻では精子の異常が、シンナーやコカインでは先天異常などの報告があり、妊娠、出産にも悪い影響がある。 |

（厚生労働省「子どもたちを薬物乱用から守るために」、<http://www.mhlw.go.jp/bunya/iyakuhin/dl/dame_kodomo.pdf>より）

### ■危険ドラッグは違法！■

「危険ドラッグ」という新名称は、2014年7月から使われているが、それまでは「脱法（合法）ドラッグ」、「脱法（合法）ハーブ」という呼称が一般的だった。「脱法（合法）ドラッグ」、「脱法（合法）ハーブ」などと称して販売されていると、法に触れず、身体的な影響がないように誤解されがちであるが、覚醒剤、麻薬や大麻などと同様な成分が含まれる、あるいはそれ以上の危険な成分を含む違法ドラッグである。危険ドラッグの成分や含有量は商品によって異なり、不明瞭なものも多く、危険ドラッグの使用による嘔吐、意識消失などのさまざまな健康被害が報告されている。時には死亡する危険性も潜んでいる。形状や色が粉末・液体・乾燥植物などさまざまであり、「お香」、「バスソルト」、「ハーブ」、「アロマ」などの名称で、ヘッドショップ（薬草、喫煙具などを扱う店）、インターネット等で販売されており、若者を中心に乱用が見られている。

厚生労働省は、危険ドラッグに含まれる中枢神経系の興奮や抑制、幻覚の作用を有する危険な成分を、積極的に違法薬物として指定（指定薬物）しており、「これらの薬物の製造、輸入、販売、授与、所持、購入または販売もしくは授与の目的での貯蔵、もしくは陳列」を禁止している。また、危険ドラッグに関しては、化学構造が似た物質の製造、販売をまとめて禁止する「包括指定」の手法が、2013（平成25）年3月に導入された。包括指定が導入されたことにより、2012年4月には68物質だった指定薬物が、2013年12月には1,360物質に拡大した。2015年2月現在、1,400以上の物質が指定薬物として規制されているが、新しい薬物の出現はまだ止まっていない。薬物指定は必要の都度、行っており、購入時に指定されていなくても、後日指定され違法となることがある。

## 3）薬物乱用対策への取り組み

薬物乱用対策として、政府は青少年に対する予防教育、薬物依存者の社会復帰支援、密売組織の徹底した取り締り、密輸入防止に向けた水際対策、国際的な連携・協力の推進などに取り組んでいる。内閣府は、2013（平成25）年8

**第四次薬物乱用防止五か年戦略**（平成25年8月）　　　　　薬物乱用対策推進会議

目標1：青少年、家庭及び地域社会に対する啓発強化と規範意識向上による薬物
　　　　乱用未然防止の推進

目標2：薬物乱用者に対する治療・社会復帰の支援及びその家族への支援の充実
　　　　強化による再乱用防止の徹底

目標3：薬物密売組織の壊滅、末端乱用者に対する取締りの徹底及び多様化する
　　　　乱用薬物に関する監視指導等の強化

目標4：水際対策の徹底による薬物の国内流入の阻止

目標5：薬物密輸阻止に向けた国際的な連携・協力の推進

（「青少年」とは、乳幼児期から青年期（おおむね18歳から30歳まで）までの者をいう。）

月に「第四次薬物乱用防止五か年戦略」をとりまとめ、これに基づき関係省庁が対策を実施している。例えば、「目標1：青少年、家庭及び地域社会に対する啓発強化と規範意識向上による薬物乱用未然防止の推進」では、文部科学省や厚生労働省等は、小中高校生、大学生を対象とした啓発読本の作成・配布や薬物乱用防止キャラバンカーを活用した広報業、関係機関に対しての薬物乱用防止教室開催の促進等を行っている。

　2013年中の少年および20歳代の覚醒剤・大麻事犯の検挙人員は、前年と比べ、共に減少しているものの、覚醒剤事犯の総検挙人員は約1万1000人と高止まりの状況にあり、覚醒剤事犯の再犯者率が上昇傾向にあるほか、合法ハーブ等と称して販売される薬物を使用したことによる二次的な犯罪や健康被害が多発している。このため、合法ハーブ等と称して販売される薬物等、新たな乱用薬物への対応や薬物の再乱用防止対策の強化等に重点を置いた総合的な対策を引き続き推進する必要があるとしている。

## 3.4 それ以外の嗜好品

　菓子類はたくさんの製品が今日市場に氾濫し、特に規制はないものの菓子類に含まれる糖分が過剰摂取されれば、う歯や肥満の原因になりかねない。欧米諸国では麻薬同様に白砂糖の摂取が社会問題となっている。清涼飲料水もまた同様の問題がある。清涼飲料水に含まれる糖分や原料が過剰摂取されることによって、心身に何らかの異常を引き起こすことが予想されている。もちろん、これらの食品も適度な摂取であれば特に問題は起こらないものであり、むしろ精神的には満足感を得られるものであるが、発育期においての過剰摂取や栄養とのアンバランスな摂取は、健康に重大な影響を与えるということを認識しなくてはならない。

# 4 ｜ 身体活動と健康

　運動が人間の身体にさまざまな影響を持っていることはよく知られている。運動の有無が発育発達に影響したり、生活習慣病や肥満の成立に密接に関わっていることが知られている。

　ここでの運動とは、積極的な意味合いとしてのスポーツと、日常生活における労働、移動にともなう身体活動等を総称してとらえている。

　運動は、健康のためにはどのように実践されればよいのか、そして疾病の成立とどのような関係があるのかを意識しながら考えたい。

## 4.1 現代人の運動実施状況

　2013年に文部科学省が行った「体力・スポーツに関する世論調査」では、国民の74.6％が「運動不足を感じている」と答えており、2000年の同調査での64.6％から年々増加している。男女ともに「30〜39歳」の年代が最も運動不足を感じている。

この 1 年間に行った運動やスポーツがあるか聞いたところ、運動やスポーツについて何らかの選択肢をあげた者の割合が80.9％、「運動やスポーツはしなかった」と答えた者の割合が19.1％であった。そして、この 1 年間に行った運動やスポーツの日数は週に 3 日以上が30.1％、週に 1 ～ 2 日が28.6％、月に 1 ～ 3 日が22.6％となっている。

 種目については、「ウォーキング（歩け歩け運動、散歩などを含む）」をあげた者の割合が50.8％と最も高く、以下、「体操（ラジオ体操、職場体操、美容体操、エアロビクス、縄跳びを含む）」（30.8％）、「ボウリング」（12.7％）、「ランニング（ジョギング）」（12.7％）などの順となっている（複数回答、上位 4 項目）。大都市では「ランニング（ジョギング）」をあげた者の割合が高くなっている。

 性別に見ると、「体操（ラジオ体操、職場体操、美容体操、エアロビクス、縄跳びを含む）」をあげた者の割合は女性で、「ボウリング」、「ランニング（ジ

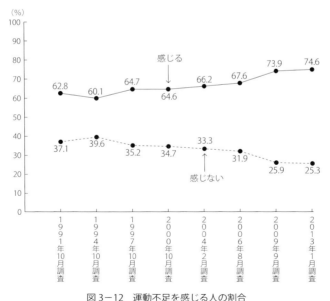

図 3 - 12　運動不足を感じる人の割合
（文部科学省「体力・スポーツに関する世論調査（平成25年1月調査）調査結果の概要」より）

ョギング）」をあげた者の割合は男性で、それぞれ高くなっている。

　年齢別に見ると、「ウォーキング（歩け歩け運動、散歩などを含む）」をあげた者の割合は60歳代、70歳以上で、「体操（ラジオ体操、職場体操、美容体操、エアロビクス、縄跳びを含む）」をあげた者の割合は30歳代で、「ボウリング」をあげた者の割合は20歳代から40歳代で、「ランニング（ジョギング）」をあげた者の割合は20歳代、30歳代で、それぞれ高くなっている。

　これは、それぞれの年齢での運動目的が、高齢者では「健康・体力づくりのため」であり、20歳代・30歳代では「楽しみ気晴らしとして」や「友人・仲間の交流として」が多くなっていることと対応している。

## 4.2　運動が身体に及ぼす影響

　運動が身体に及ぼす影響については、さまざまな条件によって異なるものではあるが、運動と発育発達、健康との関係を表す法則として、ドイツの発生学者ルー（Wilhelm Roux）による「ルーの法則」がよく知られている。すなわち、

　①　運動しないと、身体やその働きが衰える。

　②　（適度な）運動すると、発育が促進され、体力が増強する。

　③　運動しすぎると、身体が損なわれる。

というものである。①は運動不足を意味するものであり、②は運動効果を表し、③は運動過剰による運動障害を意味している。

### 1）運動不足

　現代社会に出現する健康問題の多くは、運動不足に起因している場合が多く、現代人は運動不足に対する関心が非常に高いという傾向が見受けられる。運動健康法がブームとなり、運動を実施することにより健康の維持・増進をはかろうとする人々も多い。運動が不足すると本当に健康に影響をもたらすことになるのだろうか。

アメリカの整形外科医クラウス（Hans Kraus）とオーストリアの心臓外科医ラープ（Wilhelm Raab）は、1961年に*Hypokinetic Disease*（ハイポキネティック・ディジーズ）という本を著した。Hypokineticとは、ギリシャ語の合成語で、"不十分な運動によって引き起こされた"という意味合いを持った言葉である。つまり、運動が不足して起こる病気ということであり、一般的には「運動不足病」とよんでいる。運動が不足することが原因となって起こる、いくつかの身体的・情緒的疾病があることを医学的・統計学的そして生理学的に著したものである。クラウスとラープによれば、次のような典型的な異常が発生するといわれている。

① **内科的疾患**……心臓血管系の病気が誘発される。特に冠状動脈性心疾患が顕著に発現する。
② **筋肉、骨格系の疾患**……筋力低下による筋緊張症候群あるいは固縮が起こり、腰痛症などの疼痛が生ずる。
③ **精神医学的疾患**……精神的緊張感の持続によるストレスの増大が引き起こされる。身体的活動と情緒安定性の間には、きわめて強い相関関係が存在している。
④ **体重の過剰**……食事からの摂取エネルギー量と身体活動にともなう消費エネルギー量とのアンバランス、すなわち、相対的に消費されるエネルギーが不足することによって、肥満が発生する。

## 2) 運動の効果

運動の効果は生理学的な意義が明確である。身体組織や器官の発達と機能の向上に最も効果があるといわれている。例えば、運動の実施により、骨の発育が促進される。これは、骨細胞の細胞分裂が活発となり骨細胞が増殖した結果、骨密度が高まるために骨が伸張し、太さが増し、丈夫な骨が形成されると考えられる。さらに筋力の増大にも効果的である。運動時の筋の収縮運動が、筋線維肥大をもたらし、筋力が増強していく。呼吸・循環器系の発達にも影響が大

きい。運動により呼吸器の機能が促進され、酸素摂取量が増すとともに血液の運搬能力も向上していく。運動の繰り返しによる心筋の発達が、心肥大をもたらす。

　体力の増進という観点からも大きな効果が見られる。体力は、一般的には疾病障害の予防や自然治癒能力の拡大という基礎的な体力と考えられる防衛体力と、スポーツの成果として発揮される運動能力としての行動体力という2つの内容に分けて考えられるが、特に健康学として強調していきたいのが、疾病に

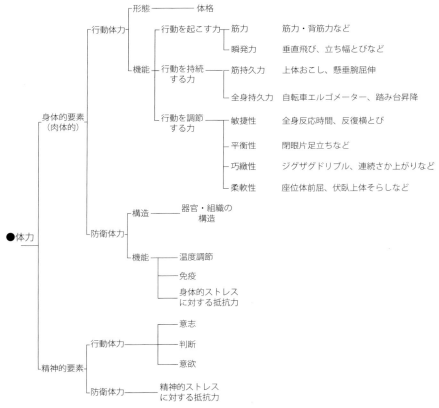

図3-13　体力の分類
（一般財団法人健康医学協会HP「健康測定　体力の分類」、<http://www.kenkoigaku.or.jp/html/eiyo/eiyo0901.htmly>より）

対する抵抗力、病気になったときに回復する自然治癒能力としての防衛体力の向上ということである。

### 3）運動障害

スポーツ医学的には、「運動することによって心身に何らかの障害をもたらすこと」を運動障害とよんでいる。特に現代人にとって問題となるのは、運動不足によって健康が阻害され、生活習慣病が引き起こされると考えるために、

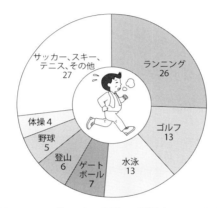

図3-14　スポーツ中の突然死の種類（1984～1988）
（日本心臓財団委託研究資料より作成）

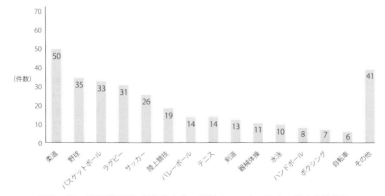

図3-15　競技種目別に見た中高生の部活中の死亡・重度の障害事故件数
（文部科学省「学校における体育活動中の事故防止について（報告書）」、平成24年7月、表5-5をもとに作成）

やみくもに運動を実施することである。適切な運動実践は確かに心身に良い結果をもたらすが、運動の仕方を間違えると逆に健康を害することにもなりかねない。

運動障害を引き起こす原因説にもいくつかあるが、ベットナー（Bättner）が提唱した生体反応説（＝刺激説）は重要視したい。すなわち、運動はどんな小さな運動でも生体細胞にとっては、刺激となりうる。適度な刺激が加われば新陳代謝も活発に働き、身体状況としても好ましいものになるが、運動負荷が少しでも大きいと、生体細胞にとっての刺激も過剰となり、疾病・傷害の原因となる、というものである。テニス愛好家に見られるテニス肘、野球少年に見られる野球肘、そして中高生に多く見られる成長痛などはこの生体反応説による典型例といえる。

運動障害の発生には、必ずそれなりの発生条件が存在する。運動主体の性、年齢、健康状態、運動経験などを考慮し、天候、気候、施設、用具などに配慮してから運動を実施しなくてはならない。徹夜で海に行って泳いだり、スキーをすることなど、過労状態、疲労困ぱいの状況での運動は避けなければならないものである。

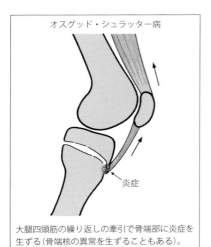

大腿四頭筋の繰り返しの牽引で骨端部に炎症を生ずる（骨端核の異常を生ずることもある）。

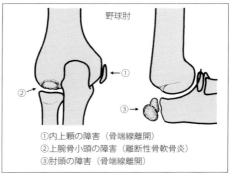

①内上顆の障害（骨端線離開）
②上腕骨小頭の障害（離断性骨軟骨炎）
③肘頭の障害（骨端線離開）

図3−16　オスグッド・シュラッター病と野球肘
（中野昭一編著『第2版　図説・運動・スポーツの功と罪——運動生理・スポーツ医学・栄養』医歯薬出版、2001年、194、196頁、野球肘、オスグッド・シュラッター病をもとに作成）

## 4.3 運動の生理的意義

運動が人間の生命の維持・増進にとって必要不可欠な要素であることは言うまでもないことであるが、運動が身体に及ぼす影響を生理学的な意義としてとらえると、次のようにまとめることができる。

### 1）呼吸・循環器系への影響

運動により常に酸素をたくさん体内に取り入れる状態をつくっていくと、肺活量が増大していく。最大酸素摂取量が増大し、心拍出量も増加していく。すなわち、心臓が強く収縮できるようになり、1回の心臓の収縮により多くの血液を全身に送り出すことができる。肺や心臓の働きが高まると、酸素の摂取能力が高まり、反対に運動しないと酸素を十分に身体に取り入れることができず、肺や心臓の働きが弱まることになる。

### 2）筋力や筋持久力への影響

寝たきりの病人や、骨折をして長期間ギプスをした後の身体を見ると、筋肉が減少し、部分的に細くなってしまっていることがわかる。これは、筋肉を使わないために筋線維が細くなり、筋の萎縮が起こった状態であり、筋力の低下と筋持久力の衰えを認めることができる。運動することにより筋線維が太くなり、強い筋力と瞬発力を発揮することができるようになる。筋肉中の毛細血管も発達し、多くの酸素量を取り入れることができれば、筋の持続性すなわち筋持久力が高まることになる。

### 3）骨や関節への影響

運動が不足すると骨がもろくなり、身体が硬くなるといわれる。身体を動かさず、寝たきりになると、尿中のカルシウムの排泄量が増大し、骨からのカルシウム脱灰量が増大する。逆に、運動刺激が加わると、骨の長軸方向に重力がかかることにより骨の強さが増すと考えられている。運動選手の骨の太さや強

さは、運動しない人に比較して大きいこともわかっている。さらに、運動することにより関節の可動範囲が広がり、筋肉の伸展性も高まり、柔軟性が維持される。

これらの他にも、神経系に影響を及ぼし、身体の動きをバランスよく遂行させる調整力が増大したり、内分泌系に影響を及ぼし、各種ホルモンの分泌の促進をもたらすこともわかっている。

## **4.4** 運動の生活実践化

運動は幼少年期には発育発達を促進させ、心理的効果も大きいものがある。青年期以降は、運動の不足がいわゆる成人病の発生の要因となり、精神的ストレスにも影響を与える。さらに、老齢期には、老化の進行を左右する要因にもなりかねない。このように、人間の一生涯にわたって健康の維持・増進あるいは疾病の成立に大きく影響を及ぼす運動を、毎日の生活の中でいかに実践していくかが課題となる。

日常生活の中で運動の時間が確保されればよいが、忙しく時間に追われる現代人の場合はそのような状況にはない。「暇になったら運動しよう」などと考えていると、これはいつになっても運動はできない。定期的に必ず運動の実践を行う。できれば毎日心がける。

運動をスポーツと考えると、その機会をつくることが難しいように思えてしまうが、日常の生活の中の動きの積み重ねでも効果はある。

厚生労働省の「健康づくりのための運動指針2006（エクササイズガイド2006）」では、身体活動・運動・生活活動の強度を表す単位として「メッツ（METs）」を用い、量の単位としては「メッツ・時」（メッツに活動時間（時）をかけたもの）を用いることとした。「メッツ・時」を専門家でない人に少しでも親しんでもらえるようにと、「エクササイズ（Ex）」と命名した。エクサ

① 「メッツ」（強さの単位）

　身体活動の強さを、安静時の何倍に相当するかで表す単位で、座って安静にしている状態が1メッツ、普通歩行が3メッツに相当。

② 「エクササイズ」（＝メッツ・時）（量の単位）

　身体活動の量を表す単位で、身体活動の強度（メッツ）に身体活動の実施時間（時）をかけたものである。より強い身体活動ほど短い時間で1エクササイズとなる。例えば、

3メッツの身体活動を1時間行った場合：

$$3メッツ×1時間＝3エクササイズ（メッツ・時）$$

6メッツの身体活動を30分行った場合：

$$6メッツ×\frac{1}{2}時間＝3エクササイズ（メッツ・時）$$

サイズで運動・活動量を評価する利点は、体重の違いに影響されず運動・活動量を表現することができることである。

　健康づくりのための身体活動量として、「週に23エクササイズの活発な身体活動（運動・生活活動）を行い、そのうち4エクササイズは活発な運動を行う」ことを目標として掲げている。いろいろな身体活動を組み合わせて目標をクリアすることが必要である。

　さらに2013年、厚生労働省は子どもから高齢者までのライフステージに応じた健康づくりのための身体活動（生活活動・運動）の推進のために「健康づくりのための運動基準2006」を改定し、「健康づくりのための身体活動基準2013」（参考資料3）を策定している。

　それでは、最も効果的な運動は何かに答えるために1つの提案として「歩く」実践の効果を示したい。

　ランニング、歩き、自転車の3種目のトレーニング効果では、体型的変化に

120　第Ⅲ章　健康と現代生活

表3-12　「3メッツ」以上の運動のめやす

A.「3メッツ」以上の運動

| メッツ | 活動内容 | 1エクササイズに相当する時間 |
|---|---|---|
| 3.0 | 自転車エルゴメーター：50ワット、とても軽い活動、ウェイトトレーニング（軽・中等度）、ボーリング、フリスビー、バレーボール | 20分 |
| 3.5 | 体操（家で。軽・中等度）、ゴルフ（カートを使って。待ち時間を除く。注2参照） | 18分 |
| 3.8 | やや速歩（平地、やや速めに＝94m/分） | 16分 |
| 4.0 | 速歩（平地、95〜100m/分程度）、水中運動、水中で柔軟体操、卓球、太極拳、アクアビクス、水中体操 | 15分 |
| 4.5 | バドミントン、ゴルフ（クラブを自分で運ぶ。待ち時間を除く。） | 13分 |
| 4.8 | バレエ、モダン、ツイスト、ジャズ、タップ | 13分 |
| 5.0 | ソフトボールまたは野球、子どもの遊び（石蹴り、ドッジボール、遊戯具、ビー玉遊びなど）、かなり速歩（平地、速く＝107m/分） | 12分 |
| 5.5 | 自転車エルゴメーター：100ワット、軽い活動 | 11分 |
| 6.0 | ウェイトトレーニング（高強度、パワーリフティング、ボディビル）、美容体操、ジャズダンス、ジョギングと歩行の組み合わせ（ジョギングは10分以下）、バスケットボール、スイミング：ゆっくりしたストローク | 10分 |
| 6.5 | エアロビクス | 9分 |
| 7.0 | ジョギング、サッカー、テニス、水泳：背泳、スケート、スキー | 9分 |
| 7.5 | 山を登る：約1〜2kgの荷物を背負って | 8分 |
| 8.0 | サイクリング（約20km/時）、ランニング：134m/分、水泳：クロール、ゆっくり（約45m/分）、軽度〜中強度 | 8分 |
| 10.0 | ランニング：161m/分、柔道、柔術、空手、キックボクシング、テコンドー、ラグビー、水泳：平泳ぎ | 6分 |
| 11.0 | 水泳：バタフライ、水泳：クロール、速い（約70m/分）、活発な活動 | 5分 |
| 15.0 | ランニング：階段を上がる | 4分 |

はほとんど差が見られないが、体脂肪率の減少には大きな差が見られた。ランニングや自転車などは比較的運動負荷が強い場合がある。それに対して、歩きの運動負荷は比較的軽く、子どもから高齢者までもが行えるというところが特徴である。しかし、運動・体力づくりの歩きは、常に正しいフォームで実施されなければ運動効果は低い。歩きのメカニズムから歩行の仕方を考えると、

①　体重を踵からつま先に移し、接地面を移動させる。

②　片足が接地している間は、他方の足は空中を移動させ、バランスを重視する。

## B. 「3メッツ」以上の生活活動

| メッツ | 活動内容 | 1エクササイズに相当する時間 |
|---|---|---|
| 3.0 | 普通歩行（平地、67m/分、幼い子ども・犬を連れて、買い物など）、釣り（2.5（船で座って）〜6.0（渓流フィッシング））、屋内の掃除、家財道具の片付け、大工仕事、梱包、ギター：ロック（立位）、車の荷物の積み下ろし、階段を下りる、子どもの世話（立位） | 20分 |
| 3.3 | 歩行（平地、81m/分、通勤時など）、カーペット掃き、フロア掃き | 18分 |
| 3.5 | モップ、掃除機、箱詰め作業、軽い荷物運び、電気関係の仕事：配管工事 | 17分 |
| 3.8 | やや速歩（平地、やや速めに＝94m/分）、床磨き、風呂掃除 | 16分 |
| 4.0 | 速歩（平地、95〜100m/分程度）、自転車に乗る：16km/時未満、レジャー、通勤、娯楽、子どもと遊ぶ・動物の世話（徒歩/走る、中強度）、高齢者や障害者の介護、屋根の雪下ろし、ドラム、車椅子を押す、子どもと遊ぶ（歩く/走る、中強度） | 15分 |
| 4.5 | 苗木の植栽、庭の草むしり、耕作、農作業：家畜に餌を与える | 13分 |
| 5.0 | 子どもと遊ぶ・動物の世話（歩く/走る、活発に）、かなり速歩（平地、速く＝107m/分） | 12分 |
| 5.5 | 芝刈り（電動芝刈り機を使って、歩きながら） | 11分 |
| 6.0 | 家具、家財道具の移動・運搬、スコップで雪かきをする | 10分 |
| 8.0 | 運搬（重い負荷）、農作業：干し草をまとめる、納屋の掃除、鶏の世話、活発な活動、階段を上がる | 8分 |
| 9.0 | 荷物を運ぶ：上の階へ運ぶ | 7分 |

注1：同一活動に複数の値が存在する場合は、競技より余暇活動時の値とするなど、頻度の多いと考えられる値を掲載してある。
注2：それぞれの値は、当該活動中の値であり、休憩中などは含まない。

（「身体活動・運動の単位」、厚生労働省「健康づくりのための運動指針2006」より）

③ つま先で強く上体を踏み出し、前方へ移動する。

④ 正面を向き、肩の力を抜いて、一直線上に踏み出す。

⑤ 腕を大きく振り、酸素をたくさん取り込む。

以上が正しいフォームであり、疲れが少なく、運動効果が高い。

　特に減量を考え、体脂肪を燃焼させるためには、楽に呼吸をし、酸素を十分摂取しながら、30分以上歩き続けることが重要である。人間のエネルギー消費は、最初に糖が消費され、その後に脂肪が消費されていくと考えられるので、30分以上の運動の継続が望まれる。

# 5 性と健康

　現代における性の課題は、性交開始年齢の低年齢化、若者の性行動の活発化、それらにともなう性感染症や望まない妊娠・中絶、性虐待や性暴力等の性被害、性に関する情報や産業の氾濫、セクシュアリティに関する悩み、妊娠にともなう倫理的課題、不妊・月経異常、更年期の健康障害など多様であるが、本論においては、（1）性感染症、（2）妊娠・出産と健康、（3）家族計画と人工妊娠中絶、（4）男女共同参画社会、（5）エイズに大別し、概説する。

## 5.1 性感染症（STD）

　性感染症（STD：Sexually Transmitted Disease）とは、感染している人との性行為により、感染する病気のことである。性行為以外の日常生活（回し飲み、風呂、握手など）においては通常感染しない。性行為のパートナーが1人であっても、その1人が過去のパートナーとの性行為で感染していないとは限らず、誰か1人でも感染している場合は、感染の可能性があるため、性感染症は誰にでも関係のある病気として認識しなければいけない。

　また、性感染症は、症状を感じにくいものがあったり、自覚症状があっても医療機関に受診しにくかったりすることがある。そのため、正しい治療が受けられず、知らない間に他者に感染が広がっているといった問題がある。また、妊娠中の胎内感染、出産時の産道感染、出生後の母乳感染といった母子感染にも注意が必要である。胎児・乳児への感染防止、母体の健康管理のために、妊婦検診等において、感染症検査（抗体検査）を行うことが重要である。

　性感染症の予防法としては、主に、性行為をしない、性行為のパートナーを限定する、正しい方法でコンドームを使用することがあげられる。ただし、性行為のパートナーを限定した予防法は、現在のパートナーがお互いのみであること、性感染症の検査を受けてお互いが性感染症に感染していないことが前提

条件となる。

　性感染症には、10種類以上の病気があるが、その主なものとして、梅毒、後天性免疫不全症候群（エイズ）、淋菌感染症、性器クラミジア感染症、性器ヘルペス感染症、尖圭コンジローマ、Ｂ型肝炎などがある。　エイズについては詳しく後述する。

## 5.2　妊娠・出産と健康

### 1）妊娠期間の健康

　妊娠は、排卵、受精、着床という経過をたどり成立する。そして、受精卵が子宮内膜に着床して、胎盤から臍帯を通して栄養と酸素を取りながら成長していき、胎児と付属物（羊水、臍帯、胎盤、卵膜）の排出をもって終了するまでの状態を妊娠という。妊娠期間は、最終月経の第１日目から数えて280日であり、妊娠初期（１週〜15週）、妊娠中期（16週〜27週）、妊娠後期（28週以降）に分けられる。

　妊娠初期は、妊娠にともない、ホルモン分泌が変わるなどのため、さまざまな変調が起きる。月経が止まり、基礎体温が上昇し、吐き気や嘔吐、食欲不振などのつわり症状が現れ、嗜好の変化などが起きる。また精神的に不安定になったり、落ち込みやすくなったりすることがある。この時期は、母親の喫煙や飲酒、特定の薬の服用、風疹などのウイルス、ストレス、Ｘ線などが胎児の発達に悪影響を及ぼすので、注意が必要である。妊娠中期になると、20週頃から胎動が感じられるようになる。この頃には、つわりがほぼおさまり、安定期となる。妊娠後期では、胎児とともに子宮がどんどん大きくなり、母体への負担が増えていき、貧血になる母親も少なくない。高血圧やタンパク尿などの妊娠高血圧症候群の予防のために、適切な食事や休養、適度の運動を心がけることが大切である。

## 2）出産および出産後の健康

出産とは、胎児とその付属物（羊水、臍帯、胎盤、卵膜）が、母体外に排出されることをいい、分娩ともいう。妊娠37〜39週頃になると、分娩準備のため、胎児が子宮内で下降する。出産には、陣痛と腹圧による自然分娩と、帝王切開など人工的に介助を加えた分娩がある。

分娩を終えると産 褥期に入る。産褥期とは、母体が妊娠前の状態までに回復する産後6〜8週間までのことをいい、この時期は子どものおむつ交換や授乳などと重なるため、睡眠不足になりがちである。そのため、産褥期は、できるだけ周囲の家族などの協力が必要となる。また、母体の回復と授乳のために、十分な栄養摂取が必要である。

産後は、急激なホルモン分泌の変化、子どもの世話や子ども中心の生活リズムの変化、夫婦・家族関係の変化などにより、マタニティーブルーや産後うつ病を引き起こしやすい。

マタニティーブルーは、産後3〜10日頃に、涙もろさや不安、憂うつ傾向が一過性に見られる。産後うつ病は、産後3か月以内に発症し、マタニティーブルーの症状に加え、食欲不振、不眠、不安、心配、意欲喪失などの症状が現れ、これらの症状は一過性ではなく、2週間以上続く。これらの発症や悪化は、妊娠中からの家族の関わり方で予防することができるため、周囲の協力や温かい配慮が大切となる。

## 3）生殖補助医療と倫理的課題

生殖補助医療（ART：Assisted Reproductive Technology）とは、不妊症のカップルで自然な性交によらず精子と卵子を受精させて、妊娠に導く医療技術をいう。広義では人工授精（AIH：Artificial Insemination by Husband）も含むが、狭義では体外受精・胚移植（IVF-ET：In Vitro Fertilization and Embryo Transfer）、顕微受精（ICSI：Intracytoplasmic Sperm Injection）など、より高度な生殖医療技術を指す。

体外受精・胚移植（IVF-ET）は、卵子と精子をそれぞれ採取して、培養液

5 性と健康　125

### ■着床前診断（受精卵診断）■

　着床前診断（受精卵診断）とは、受精卵が子宮に着床して妊娠が成立する前に、受精卵の染色体や遺伝子に異常がないかどうかを調べる医療技術のことをいい、遺伝病や流産の可能性を診断することができる。着床前診断は、羊水検査による出生前診断と異なり、妊娠が成立する前に、受精卵の遺伝子の検査を実施するため、人工妊娠中絶を回避できるという利点がある。しかし、生命の選別などの倫理的問題や受精卵の操作という技術的、倫理的な問題が残る。

　着床前診断の対象は、体外受精を前提に、医学的に重い遺伝性疾患が子どもに伝わる可能性がある人（日本産科婦人科学会の見解では、「遺伝子変異ならびに染色体異常を保因する場合」）、加えて、夫婦の染色体の形の変化が原因で、流産を繰り返している人（日本産科婦人科学会の見解では、「重篤な遺伝性疾患に加え、均衡型染色体構造異常に起因すると考えられる習慣流産（反復流産を含む）」）とされており、日本で着床前診断をするには、日本産科婦人科学会へ申請して審査を受け、認可をもらうことになっている。

　日本産科婦人科学会は、「着床前診断に関する本会の見解や資格要件、手続きなどを定期的（3～5年毎）に見直し、技術的進歩や社会的ニーズを適切に反映していくことに努める」としている。（日本産科婦人科学会「着床前診断に関する見解」平成22年6月26日、<http://www.jsog.or.jp/ethic/chakushouzen_20110226.html>）

　平成27年4月には、実施する施設が十分な施設・設備を整え、適切な人員配置、診療体制、登録と報告の体制等を整備することが必要不可欠であるとして、「生殖補助医療実施医療機関の登録と報告に関する見解」が出されている。

を入れたシャーレなどで受精させ、その受精卵を数日培養して、子宮に移植する治療法である。

　顕微受精（ICSI）は、体外受精では受精が起こらない男性不妊治療のため、人工的に精子を卵子に注入して受精させる治療法であり、1個の精子であっても受精させることが可能となった。

126　第Ⅲ章　健康と現代生活

　これら不妊治療技術のめざましい発達は、不妊のカップルに多大な希望を与えている。しかし、生殖補助医療（ART）は、精子、卵子、受精卵、子宮などに支障がある場合、配偶者間だけではなく、第三者の提供を受けて行われるため、従来の親子関係とは異なる関係を作り出すといった、さまざまな倫理上の問題も生じてくる。

## 5.3　家族計画と人工妊娠中絶

### 1）家族計画

　家族計画とは、出産間隔、出産する時期や子どもの数を考えて、計画的に妊娠、出産することをいう。妊娠・出産は女性にとって、心身の健康だけではなく、その後の人生設計にも大きく影響を及ぼすため、「今、妊娠した場合は出産可能であるか」を考えることは重要であり、社会的、経済的な生育環境が妊娠、出産、育児に不適切と考えられる場合には、妊娠を避ける必要がある。子どもにとっても、適切な生育環境のもと、望まれて生まれ、育てられることが幸せである。

　家族計画には、避妊のための正確な知識と技術が必要となる（表3−13）。日本ではコンドームによる避妊法が多いが、女性は、基礎体温表をつけて、自分の体のリズムを知り健康管理をすることが望ましい。そして、基礎体温とコンドームなどの他の避妊法とを併用することで、より確実な避妊につながる。

### 2）人工妊娠中絶

　人工妊娠中絶とは、「胎児が、母体外において、生命を保続することのできない時期に、人工的に、胎児及びその付属物（羊水、臍帯、胎盤、卵膜）を母体外に排出すること」をいい、中絶の時期は、妊娠22週未満（妊娠21週6日まで）までとされている（母体保護法）。わが国では、母体保護法により、1）母体の健康上の理由、あるいは経済上の理由がある場合（「妊娠の継続又は分娩が身体的又は経済的理由により母体の健康を著しく害するおそれのあるも

表 3-13　主な避妊法

| 種　類 | 方　法 | 特　徴 |
|---|---|---|
| コンドーム | 薄いゴムの袋を勃起した陰茎に装着して、精液が膣内に入ることを防ぐ。 | 正しく使用しないと妊娠率が高くなる。破損や脱落、装着ミスに注意。容易に購入、使用できる。性感染症予防に役立つ。 |
| ペッサリー | ペッサリー（ゴムの帽子状のもの）に殺精子剤を塗り、女性が事前に子宮の入口に挿入し、精子の侵入を防ぐ。専門家の指示が必要。挿入、除去は自分で行う。 | 女性が自主的にできる避妊法。 |
| 不妊手術 | 男性は精管結紮術、女性は卵管結紮術が一般的。 | 避妊率が高い。永久避妊と考えカウンセリングが必要。子どもを産み終えた夫婦に適している。 |
| 殺精子剤 | 精子を殺すフィルム、錠剤、ゼリー等を事前に子宮口に入れる。 | 女性が自分の意志で避妊できる。失敗率が高いため、コンドームと併用するのが望ましい。有効な時間が短く、挿入するタイミングが難しい。 |
| 経口避妊薬（ピル） | 卵胞ホルモンと黄体ホルモンが含まれた錠剤を服用し、排卵を抑制する。医師による診察と処方が必要。錠剤を毎日一定の時間帯に内服する。内服し忘れに注意。 | 女性が主体的にできる避妊法。避妊効果が高い。月経困難症、子宮内膜症、子宮体がん、卵巣がんの予防効果があるとされている。血栓性静脈炎、冠動脈疾患、肝障害、高血圧などがある人、思春期前の人は使用を避ける。 |
| 基礎体温法・リズム法 | 毎日基礎体温を測定し、体温の変化から排卵日を推定し避妊する。 | 副作用がない。経費がかからない。生理不順な女性は排卵日が特定しにくいため、失敗しやすいので単独の避妊法としは好ましくない。体調が悪いと基礎体温が変動しやすい。避妊の他に健康管理にも役立つ。 |
| IUD（子宮内避妊器具） | リングやループなどを医師が子宮内に挿入し、受精卵の着床を防ぐ。 | 長期にわたり避妊効果がある。出産経験のない女性や子宮筋腫、炎症がある場合には不適。不正出血、月経過多、月経痛が見られることがあるので、1年に1回は検診が必要。 |

の」）、2）レイプ被害などによる妊娠の場合（「暴行若しくは脅迫によって又は抵抗若しくは拒絶することができない間に姦淫されて妊娠したもの」）に人工妊娠中絶が認められている。できれば妊娠7週～9週まで、遅くても12週までの手術が望ましいといわれる。

　人工妊娠中絶は、心身へのさまざまな影響があるため、妊娠を望まない場合には避妊をしっかりと行い、人工妊娠中絶を繰り返さないようにしなければいけない。

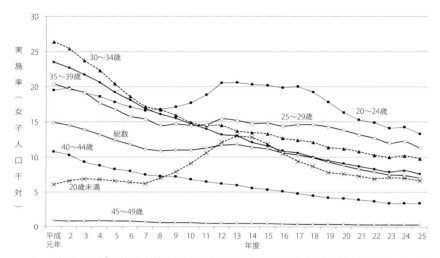

図 3−17　年齢別人工妊娠中絶実施率の年次推移
(平成25年度厚生労働省「衛生行政報告例の概況」、結果の概要：母体保護関係、10頁、図10)

**体への影響**：中絶によってホルモンバランスが乱れ、月経不順や無月経などの月経異常が起こることがある。中絶の手術によって、子宮の損傷や出血、感染のリスクが高まる。流産や早産、不妊症の原因となる。

**心への影響**：中絶の手術に対する不安感と恐怖感、中絶した子どもへの罪悪感や後悔、自責感などにより精神的苦痛が生じる。また、パートナーとの気持ちの行き違いから男性不信に陥ったり、人間関係に問題が生じたりすることがある。

　人工妊娠中絶実施率は、図3−17に見られるように、全体的にここ数年間は減少傾向である。20〜24歳が平成8（1996）年より変わらず、他年齢層と比べ、高い割合にある。

### ■リプロダクティブ・ヘルス／ライツ（reproductive health / rights）■

リプロダクティブ・ヘルス／ライツは、「性と生殖に関するすべての人々の生涯にわたる健康と権利」と訳される。1994年にカイロで開かれた「国際人口開発会議（ICPD）」では、179か国の合意によりICPD/カイロ行動計画が採択され、「リプロダクティブ・ヘルスの実現が、人間を中心とした持続可能な開発と人口の安定にとって前提条件である」ことが国際的に認知された。

リプロダクティブ・ヘルスは、「人間の生殖システムおよびその機能と活動過程のすべての側面において、単に疾病、障害がないというばかりではなく、身体的、精神的、社会的に完全に良好な状態にある」ことと定義されており、人々が安全で満ち足りた性生活を営むことができ、生殖能力を持ち、子どもを持つか持たないか、いつ持つか、何人持つかを決める自由を持つことを意味する。

リプロダクティブ・ライツは、「すべてのカップルと個人が、自分たちの子どもの数、出産間隔、出産する時期を自由にかつ責任を持って決定でき、そのための情報と手段を得ることができるという基本的権利、ならびに最高水準の性に関する健康およびリプロダクティブ・ヘルスを享受する権利」である。また、人権に関する文書にうたわれているように、差別、強制、暴力を受けることなく、生殖に関する決定を行える権利も含まれる。さらに、女性が安全に妊娠・出産を享受でき、またカップルが健康な子どもを持てる最善の機会を得られるよう適切なヘルスケア・サービスを利用できる権利が含まれる。

（独立行政法人国際協力機構、国際協力総合研修所「リプロダクティブヘルスに対する効果的アプローチ概観（要約）」
『開発課題に対する効果的アプローチ ── リプロダクティブヘルス』、2004年、参照）

## 5.4 男女共同参画社会

男女共同参画社会とは、「男女が、社会の対等な構成員として、自らの意思によって社会のあらゆる分野における活動に参画する機会が確保され、もって男女が均等に政治的、経済的、社会的及び文化的利益を享受することができ、かつ、共に責任を担うべき社会」（男女共同参画社会基本法第2条）である。

「男女共同参画社会基本法」（1999（平成11）年6月23日公布・施行）では、男女共同社会を実現するための基本理念として、「男女の人権尊重」、「社会における制度又は慣行についての配慮」、「政策等の立案及び決定へ共同参画」、「家庭生活における活動と他の活動の両立」、「国際的協調」の5つをあげている。この「男女共同参画社会基本法」が制定されてから、さまざまな領域で女性が活躍する場面が増えてきているが、固定的な性別役割の分担意識がいまだ根強く残っている面もあることは否めない。

　内閣府が実施した世論調査によると、家庭生活に関する意識について、「夫は外で働き、妻は家庭を守るべきであるか」という「固定的性別役割分担意識」に関する質問に対して、2012（平成24）年の調査では「賛成」とする者の割合が51.6％（「賛成」12.9％＋「どちらかといえば賛成」38.7％）、「反対」とする者の割合が45.1％（「どちらかといえば反対」27.9％＋「反対」17.2％）となっている。男性の41.8％、女性の36.0％が賛成と答え、男性により強く残っていることが示されている（「男女共同参画社会に関する世論調査」、内閣府「世論調査報告書」平成24年10月調査、<http://survey.gov-online.go.jp/h24/h24-danjo/>）。

　男女共同参画社会を実現していく上で克服すべき重要な課題の1つとして、女性の人権侵害があげられる。夫やパートナーからの暴力（身体的暴力、心理的攻撃、性的強要等）、性犯罪、売買春、セクシュアルハラスメント、ストーカー行為等は、女性の人権を著しく侵害する重要な課題であり、これらの根絶に向けて、啓発活動の取り組みや体制と環境を整備していくことが今後も求められる。

## 5.5 エイズ（AIDS）

### 1）エイズ発見の歴史

　1981年、アメリカでニューモシスチス肺炎（旧カリニ肺炎）の若い男性患者が5人報告された。ニューモシスチス肺炎を引き起こすニューモシスチス菌

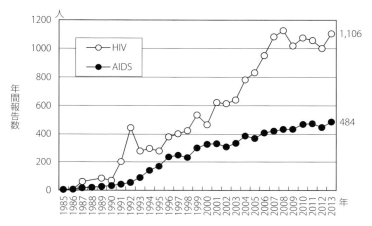

図3−18　新規HIV感染者・AIDS患者報告数の年次推移
（厚生労働省エイズ動向委員会「平成25（2013）年エイズ発生動向年報」、平成25年エイズ発生動向―概要一、図2）

は、口中などに普通に見られるが、特に害を及ぼさない。その報告を機に、同様の患者が相次ぎ、世界中が困惑した。さかのぼって調べると、1979年頃からこのような珍しい疾患の報告が現れはじめていたことがわかった。また患者は性的関係にある男性同性愛者や血液製剤を使用する血友病などの患者に見られ、血液・体液を介する疾患であることが予想された。

　1982年にはエイズ（AIDS＝Acquired Immunodeficiency Syndrome後天性免疫不全症候群）という病名が発表された。1983年になると、エイズの原因であるウイルスが発見され、それはその後、HIV＝Human Immunodeficiency Virus（ヒト免疫不全ウイルス）とよばれることになった。

　UNAIDS（国連合同エイズ計画）によれば、全世界のHIV感染者数（AIDS患者を含む）は、2012年度末で約3,530万人に達しており、新規のHIV感染者は230万人、エイズによる死亡者数は160万人と推計されている。新規HIV感染者は2001年より33％減少しており、また、エイズによる死亡者数は、最も多かった2005年からは30％減少している。

　現在の日本は、世界的に見るとエイズ患者数は少ないが、患者数・感染者数ともに増加してきており（図3−18）、厚生労働省による累積報告数（凝固因子

製剤による感染例を除く）は、2013年12月末の時点でHIV感染者数が15,812人、エイズ患者数は7,203人、計23,015人となっている。

## 2) HIV（ヒト免疫不全ウイルス）

HIV（Human Immunodeficiency Virus）は、自分の持つRNAをヒトの免疫担当細胞（主にTリンパ球）に注入し、ウイルス自身のDNAをつくらせ、潜伏する。そして何かのきっかけがあると、Tリンパ球内でウイルスのDNAが活性化され、ウイルスの成分となるタンパク質をつくって増殖し、結果としてTリンパ球を破壊する。HIVウイルスは、分類上レトロウイルス（レンチウイルス）というウイルスに属し、チンパンジーなどサルが持つ免疫不全ウイルスが突然変異してヒトへの感染が可能になったと考えられる。感染してから発病までの期間が長く、また感染力は著しく弱いともいわれている。しかしながら、非常に変異しやすく、多種多様な形が存在することから、ワクチンがつくりにくい。ワクチンができたとしても、すぐに変異して新たな形をつくるため、ワクチンの実用化が難しい。

## 3) エイズの諸症状

感染初期は自覚症状がほとんどなく、感染者のうち20〜30％の患者に発熱・咽頭炎などインフルエンザのような症状が出るが、2〜3週間で治る。その後は、外見・自覚ともに症状が出ず、この状態を無症候性キャリアという。この期間は平均8〜10年であるが、個人差が大きく、早ければ1〜2年で発症し、遅ければ15年かかることもある。感染後7〜8年後に免疫機能が低下し、HIVが血液中に出現する。発熱・下痢が続き、体重の減少も見られるようになり、この状態をエイズ関連症候群という。免疫機能が低下すると、日和見感染症や悪性腫瘍、脳障害など諸症状が引き起こされ、最後には死を迎える。

その後、HIVの複雑な構造やライフサイクルが研究され、いろいろな優れた薬剤が開発された。1994年に始められた多剤併用療法は大変優れた治療効果を示し、HIV/AIDS患者の予後を大きく改善した。1994年には人口10万人

5 性と健康　133

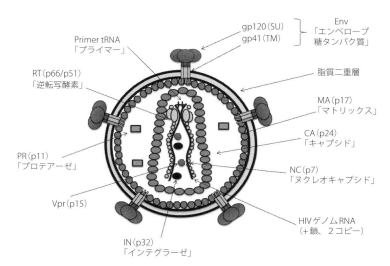

図　HIV遺伝子と遺伝子産物（この図では、HIV-1）の構造と構成の模式図

ウイルス粒子内部に砲弾型のコア構造を持ち、その内部に約9,500塩基からなる2コピーの(+)鎖RNAゲノム、逆転写酵素やインテグラーゼなどのウイルス蛋白質を含む。ウイルス粒子の外側を構成するエンベロープには、糖蛋白質gp120とgp41の三量体からなる5〜10個程度のスパイクが外側に突き出している。

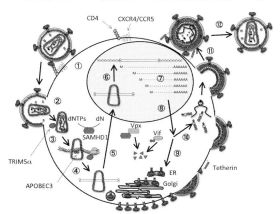

HIVの複製サイクルと宿主細胞の感染抑制因子

HIVの複製サイクルは、前期過程と後期過程からなる。①吸着（結合）、②膜融合、③脱殻、④逆転写、⑤核移行、⑥ウイルスDNAの組込みまでの過程を前期過程と呼び、後期過程は、⑦転写、⑧核外輸送、⑨翻訳／輸送（Env蛋白質）、⑩翻訳／輸送（Gag蛋白質）、⑪出芽／放出、⑫成熟までの過程を指す。これまでに見出されたHIV感染抑制因子（TRIM5α、APOBEC、Tetherin）とその作用点を示す。

図3－19　HIVの構造と複製サイクル

（国立感染症研究所「AIDS（後天性免疫不全症候群）とは」、図3、図5より）

## ■日和見感染症■

健康であれば免疫機能によって防ぐことのできる細菌やウイルスが、免疫機能が低下した体内で繁殖し、その結果さまざまな症状が現れるものをいう。

エイズは、感染経路と環境によって発症する疾患が異なり、アメリカではカポジ肉腫（皮膚の悪性腫瘍、エイズ患者の20%に見られる）とニューモシスチス肺炎（旧カリニ肺炎）が多く、アフリカではクリプトコッカス症、東南アジアでは結核が多く現れる。日本では厚生労働省が定める23のエイズ指標疾患（Indicator Disease）のうち1つ以上が明らかに認められる場合にはAIDSを発病したと診断している。日本で多く見られるエイズ疾患としては、以下があげられる。これらの疾患は、男女、年齢によっても出現率に差があることがわかっている。

●真菌によるニューモシスチス肺炎（旧カリニ肺炎）

から咳・息切れ・発熱から始まり肺炎へと進行する。エイズ患者の60%が発症するが、ペンタミジンの吸入やST合剤の服用など簡単な方法で、約80%が予防できる。

●真菌のカンジダによる食道カンジダ症

カンジダ菌が食道で繁殖し、食道炎や食道潰瘍をつくる。エイズ関連症候群の時期に発症し、口腔にカビがはえ、物がのみにくい・痛いなどの自覚症状が出る。死に至ることはないが、臓器に広がると治療が困難になるため、早期治療が望ましい。

●トキソプラズマ原虫によるトキソプラズマ脳症

トキソプラズマ原虫が脳に達し、けいれん・意識障害など重度の神経障害が現れる。網膜炎や筋膜炎を合併することもある。治療にはピリメタミンとサルファ剤またはクリンダマイシンが投与される。エイズ患者の死因の30%を占める。

●サイトメガロウイルスによる網膜炎

ぼやけて物が見えにくくなるなどの自覚症状があり、進行すると失明することもある。ガンジクロビルの点滴を約1か月続けてかなり良くなるが、治療を継続しないと再発する。

あたり16名であった死亡者の数は、2000年頃には3分の1に減少し、4～5名で推移するようになったという。

　現在では、きちんと服薬しさえすればウイルス量を測定感度以下まで抑え込むことができるようになった。HIV感染はもはや死の病ではなくなった。もし感染してもそれらの薬剤をうまく使えば、発症を抑えるだけではなく、パートナーに感染させる心配もなくなった。HIVの最近の知見については、例えば、国立感染症研究所のサイト（2015年5月11日改訂）<http://www.nih.go.jp/niid/ja/kansennohanashi/400-aids-intro.html>を参照してほしい。

## 4）エイズの感染経路と予防

　エイズの主要な感染経路として、性的感染、輸血・血液製剤の使用による血液感染、母子感染がある。HIVは血液・精液・膣分泌液などを介して感染することがわかっている。

　性的感染は、異性間・同性間ともに性行為による感染である。異性間の場合コンドームを使用することでかなりの確率で回避できる。同性間の場合は、出血をともなう行為が多いため、感染の可能性は高い。また、エイズに対する教育・予防の行き届いていない諸外国で、避妊具を使用せず性交渉を持ち、感染して帰国するケースも多く、問題になっている。海外国内を問わず、まずは安易に不特定多数の相手と性交渉を持つことは避けるべきであろう。

　血液感染は、HIV患者の血液が混入した輸血用血液や血液製剤を使用することにより感染することがある。血液製剤は加熱製剤を使用することによりHIV感染の危険性を防いでいるが、近年でも、まれに輸血による感染の報告がある。

　かつて日本では血友病（先天的に血液凝固因子を持たず、出血を止めることができない遺伝病）の患者にHIV感染が起こった。自己注射が認められ、血液製剤を家庭で使用することにより日常生活を容易に送れるようになったが、その血液製剤がHIVに感染していたため、多くの血友病患者がエイズに感染した。エイズの研究が始まったばかりの時期であり、当時の厚生省による汚染

した輸入非加熱血液製剤の発売差止めが遅れたために、感染者が増加する悲劇を招いた。このことは社会問題となり、被害者を中心に厚生省、専門家、製薬会社を相手にその責任を追及する訴訟（薬害エイズ訴訟）が起きた。

　また、同じ注射針で麻薬を打ち回すことで、血液を介した感染が広まった。現在では、この感染経路から生じるHIV感染は減少していることがわかっている。

　母子感染は、胎児期に胎盤を通して感染する場合、分娩時に母親の体液、血液を浴びて感染する場合、母乳を介して感染する場合などが考えられる。母親がHIV感染者であっても、生まれてくる子どものすべてに感染するわけではない。

　妊婦のHIV感染の一次検査の結果を集計すると、1万人に31人の割合で「陽性」と出る。しかし統計によると、日本国内の妊婦のHIV感染は多く見積もっても1万人に1人といわれる。「陽性」と出た場合は、必ず二次検査を受けて、感染しているかいないかをはっきりさせる必要がある。感染していた場合に感染に気づかないでいると、子どもの約30%に感染し、母親の治療も遅れることになるからである。妊娠初期に感染がわかれば、子どもへの感染をほぼ阻止できるし、母親も適切な治療が受けられる。

（平成24年度厚生労働科学研究費補助金エイズ対策研究事業「HIV母子感染の疫学調査と予防対策および女性・小児感染者支援に関する研究」班（研究代表者：国立成育医療研究センター・塚原優己）分担研究「わが国独自のHIV母子感染予防対策マニュアルの作成・改訂およびその啓発・普及に関する研究」班編集「妊婦HIV検査（一次検査）で結果が陽性だった方へ」<http://api-net.jfap.or.jp/library/guideLine/boshi/images/ichiji-yousei2013-kakunin.pdf>を参照）


　エイズを引き起こすHIVは感染力の弱いウイルスで、熱や消毒液で簡単に死ぬ。例えば机などに患者の唾液が飛んでも、唾液中のHIVはごくわずかであり、唾液が乾燥すればまず感染の危険はない。つまり体外の環境にあるウイ

ルスに感染することはないのである。

　HIV感染者と共に生活していても台所・トイレ・風呂場での感染はなく、同じ食器を使用したり洗濯物を一緒にしても感染することはない。つまり患者と同じ家や職場で生活しても、体液や血液が体内に入らない限り感染することはないのである。したがって、身近にエイズ患者や感染者がいても、間違った情報をもとに特別視したり、差別や偏見のないよう気をつけなくてはならない。
（参考資料11「AIDSの正しい理解のために」）

　エイズに関しては、公益財団法人エイズ予防財団の「API-Net（エイズ予防情報ネット）」などから新しい情報を取り入れるようにしてほしい。

## 薬物問題相談窓口

### 一人で迷わず、悩まず、抱え込まずに！！

◆内閣府HP 「薬物問題相談窓口」
（http://www8.cao.go.jp/souki/drug/inquiry_counter.html）
全国の精神保健福祉センター、こころの健康センターなど公的機関の窓口、全国の
家族会、全国のダルク（DARC：覚醒剤、有機溶剤（シンナー等）、市販薬、その
他の薬物から解放されるためのプログラムを持つ民間の薬物依存症リハビリ施設）
等の連絡先があります。

◆一般社団法人偽造医薬品等情報センター 「あやしいヤクブツ連絡ネット」
（http://www.yakubutsu.com/）
厚生労働省は、個人輸入・指定薬物等適正化対策事業による「あやしいヤクブツ連
絡ネット」を開設し、個人輸入、指定薬物等を含む危険ドラッグに関連する事例や
健康被害に関する情報の収集、提供や相談を行っています。
このサイトにもある厚生労働省の家族読本「ご家族の薬物問題でお困りの方へ」
（http://www.mhlw.go.jp/bunya/iyakuhin/yakubuturanyou/other/dl/yakubutu_
kazoku.pdf）などを参照してください。

「あやしいヤクブツ」に関して知りたいことや、「あやしいヤクブツ」に関する情報
があれば、「あやしいヤクブツ連絡ネット」へアクセスしてください。

### あやしかったらすぐ通報！！ 一人で悩まずすぐ相談！！
### ０３－５５４２－１８６５

# 第 IV 章　精神の健康

## 1 ｜ 心の健康

　悩む・苦しむ・考えるなどの精神活動（心）が体のどこで生まれるのかという問題は、はるか昔から人々の関心事であった。「心が脳にある」ということを明言したのは古代ギリシア（紀元前 5 世紀）の哲学者ヒポクラテスである。また、少し後の時代のアリストテレスは、「心は心臓にある」と考え、中世のデカルトに至っては、「精神と身体は独立して存在し、脳（松果腺）で相互作用をする」という「心身二元論」を唱えた。やがて19世紀後半には、脳の微細構造が解析されはじめ、心脳同一説が有力視されてきた。そして20世紀に生理学的な研究が進み、脳への刺激で変化する行動を調べることなどにより、脳の局所で心の働きが支配されていることがわかってきた。外からの刺激を受け取り、脳で知覚・記憶し、思考・判断して体に指令を出す。その結果、情動・行動が生まれるということが、解剖学・生理学・心理学的に解明されつつある。また近年は、ストレスにより免疫機能が影響を受け、肉体的疾患につながるなど「心の健康と身体の健康が密接に関与している」ことが分子生物学的にもわかってきた。

## ■ 1.1　脳の構造と機能

　人間の脳は、頭蓋骨と三重の脳膜（頭蓋に近い方から硬膜・クモ膜・軟膜）で保護されている。膜の間はリンパ液や髄液で満たされており、脳が受ける衝撃を吸収したり栄養を補給している。

　脳重量は、成人男性で1,300〜1,500g、成人女性で1,200〜1,400gである。この性差は体格の差にほぼ比例している。体重に比べて脳重量が多いほど知能が発達しているかというと、ヒトが体重比で 1：38、スズメが 1：34、クジラ

が1：2,500であることからも、関係あるとはいえないようである。

脳は、大脳・小脳・脳幹に分けられる。大脳が約800g、小脳が約130g、脳幹が約220gである。

1）脳　幹

脳幹は、間脳（視床・視床下部）・中脳・橋・延髄の4つからなる。

① 　間脳の視床は、嗅覚以外の感覚器からの情報を処理し、大脳に伝える働きを持つ。視床下部は、自律神経系・内分泌系の支配や、性機能も制御する中枢である。

② 　中脳は、眼球の動きや瞳孔の大きさの調節、体のバランスの保持にも役立つ器官である。

③ 　橋は、脳幹でいちばん膨らんだ部位であり、呼吸のリズム・深さを調節する中枢である。

④ 　延髄は、橋の下の膨らんだ部分であり、くしゃみ、咳などの異物排除システムや、無意識に食物を飲み込む運動を支配する。また、呼吸・血液循環・発汗・排泄の調節の中枢をになう。

脳幹全体は、脳と全身をつなぐ神経繊維を通す管であるが、それ以上に生命維持に大きく関わる重要な脳であるといえる。

2）小　脳

小脳は、灰白質からなる小脳皮質と白質からなる小脳髄質の2層でできている。大脳からの運動指令を微調整し、それを全身に送り出す役割を持つ。また、体のバランスを保つためにも働く器官であるため、小脳に障害があると、けいれんやめまいなどが生じる。

3）大　脳

大脳は、内部や周辺部に位置する部分（大脳基底核と大脳辺縁系）と、表面

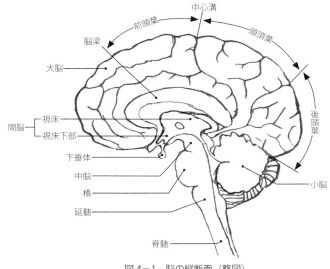

図4−1 脳の縦断面（略図）

をおおう部分（大脳皮質）とに分けられる。

① **大脳基底核**は、人間の運動を調節しているいわゆる「古い脳」である。ゆえに、大脳基底核を失調すると身体の動作がぎこちなくなったり（例：パーキンソン病）、大脳基底核の過剰な活動により意思とは無関係に身体が作動したりする（例：舞踏病）。

② **大脳辺縁系**は、「動物脳」とよばれる部分である。間脳の視床下部とともに食欲・性欲を支配し、情動（喜怒哀楽）をコントロールする脳である。大脳辺縁系の重要な構成要素には、攻撃力・恐怖反応を生じる脳（扁桃体）と記憶の貯蔵庫としての脳（海馬）と行動力を出す脳（側坐核）などがある。この大脳辺縁系が異常に活動すると精神病が引き起こされるという報告もある。

③ **大脳皮質**は、大脳の外側表面のほとんどを占め、人間の精神活動に大きく関わる脳である。約140億個のニューロン（神経細胞）の集まった厚さ約2.5mmの層（灰白質）と、それを支える約400億個のグリア細胞で構成

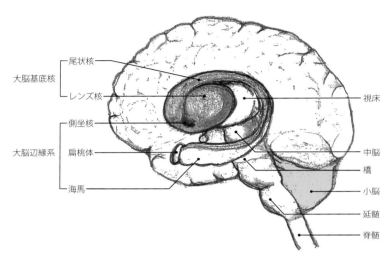

図4-2　大脳基底核と大脳辺縁系（略図）

されており、認知・思考・判断など知的活動の中心となっている。特に灰白質の部分は、多数のしわになっており、それを広げると新聞紙1ページほどの広さになる。

　大脳皮質は、前頭葉・頭頂葉・後頭葉・側頭葉という4つの部分から成り立っている。後頭葉は眼からの刺激を受け取る脳（視覚野）であり、頭頂葉は視刺激以外を受け取る脳で、両者を合わせて「感覚野」という。感覚野の前方に位置する前頭葉後部は、運動を指示する「運動野」である。前頭葉の前半3分の2と側頭葉には、精神活動を統轄する大脳新皮質で「前頭連合野」と「側頭連合野」がある。この連合野は、感覚野が受けた刺激を過去の記憶と照合・判断し、運動野に指令を出す最上位の部分である。

　特に人間の精神・心は、連合野の中の「前頭連合野」から創出されると考えられる。連合野は、大脳皮質の60～70％を占めている。

　**前頭連合野**は、人間で特に発達している。思考、判断、選択、推理、創造するという働きは、ここで生じる。ゆえに、前頭連合野が損傷を受けると、新皮質の後部で処理された情報に対してどう行動すべきか判断できなくなる。した

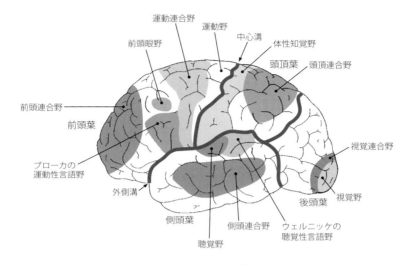

図4-3　大脳皮質の機能区分図

がって物事に取り組む意欲がなくなり、一定の条件下での仕事ができなくなるのである。ここには、言葉の発音を指令する部分（ブローカの運動性言語野）を含む。**側頭連合野**は、記憶に関与し、また聞いた言葉を理解する部分（ウェルニッケの聴覚性言語野）を含む。**頭頂連合野**は、見る・聞く・触れるなどの感覚情報を総合的に判断する働きを持つ。

　人間の右脳と左脳は、異なる機能を持っている。
　一般的に、左脳は言語の処理や論理的思考をつかさどっており、右脳は物事の直観的な理解や創造的な発想をになっていると考えられている。この機能は、大脳皮質の各部分によって支配されている。すなわち「言語」に関わるのは、左脳の前頭連合野・側頭連合野・頭頂連合野であり、「音楽」に関わるのは右脳の前頭連合野と側頭連合野の一部なのである。また、数学的能力には左脳の前頭連合野と頭頂連合野が関わり、空間的な能力には右脳の前頭連合野と頭頂連合野が関わっているといわれる。どちらの脳が発達しているかには、個人差がある。ある研究によると、日本人の脳は欧米人とは異なっているそうである。

例えば、日本人は言葉のほか、鳥のさえずりや虫の声、川のせせらぎも左脳で処理するが、欧米人は言葉などは左脳、自然の音などは右脳で処理しているというのである。日本人が自然の風物に趣を覚えるのは、このような機能のためかもしれない。

## 1.2 精神活動の発達

　脳に外界からの情報が入り、神経細胞が情報を処理・判断し、行動が起こる。このとき脳のさまざまな部位が作動してつくられた精神現象が、知覚や記憶、判断、行動などを引き起こし、それらを組み合わせて「心」ができる。したがって、脳が働くことによって心は形成されるのである。

　脳の働きは、刺激を受けた神経細胞が次の神経細胞へと活動電位（パルス）を伝えることで行われる。神経細胞は、シナプスという隙間を介して、神経伝達物質を次の神経細胞に送り、電気的信号を化学的信号に変えて興奮を伝えるのである。

　経験を重ねると、シナプスは増加する。逆に経験を積まなければシナプスは減少する。この、脳の発達とシナプスの数の関係を、サルで研究したところ、生後1〜3か月あたりでシナプス数が最も増加し、その後は徐々に減少するという結果が得られた。この研究を人間に当てはめると、人間は生後9〜11か月あたりでシナプスが多く形成されることになる。

　脳重量は、新生児で400g前後である。生後半年で800gほどになり、7〜8歳で1,250g、20歳になると1,200〜1,500gに増量する。この増量は、ニューロン（神経細胞）の増加によるものではない。

　20歳で約140億個ある大脳皮質のニューロンは、胎児のときにつくられ、生後つくられることはないと考えられてきた。

　ニューロンは1日あたり10万個以上の割合で失われているという説もある。腸の絨毛細胞は3日ごとに剝がれ落ちて全体が新しくなる。皮膚の細胞は2〜3か月で垢として脱落する。骨でさえも、骨の内部の破骨細胞が硬い骨を溶

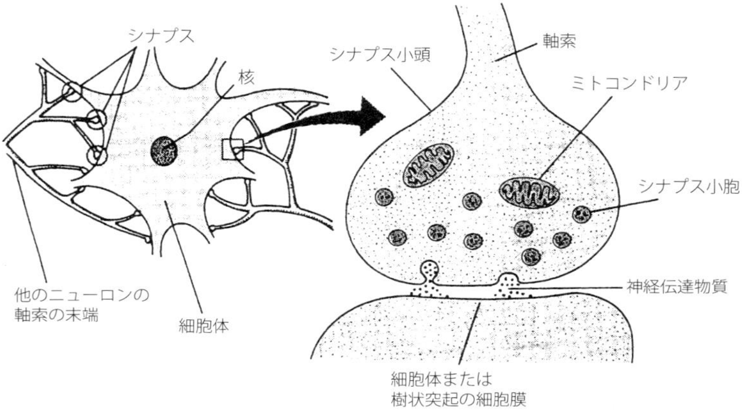

1 心の健康　145

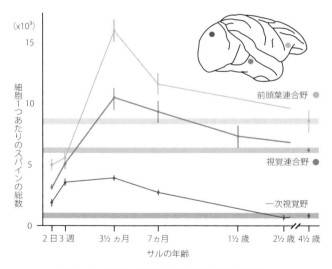

図4-4　シナプス部分の興奮伝達

図4-5　細胞1つあたりのスパイン総数の変化
（大阪大学大学院生命機能研究科HP、研究成果「大脳の発達の仕方が部位により異なることを発見」、図4．細胞1つあたりの基底樹状突起上のスパイン総数の生後発達、＜http://www.fbs.osaka-u.ac.jp/jpn/events/achievement/post-17/＞より）

（1つのスパイン（樹状突起棘）は平均して1つのシナプスを持つ）

かし骨芽細胞がそこを埋め、2年もすればすっかり入れ替わってしまうのである。しかし、ニューロンは新陳代謝しない細胞であり、いったん損なわれると決して再生されることはないといわれてきた。

　しかし、1990年代に神経幹細胞と新生神経細胞が成人の脳にも存在することが示され、脳の特定部位でのニューロン新生の研究が続けられている。

　脳重量の増加は、ニューロンに酸素や栄養を与え老廃物を取り除くグリア細胞の増加と、シナプスの形成、すなわち神経線維のネットワークが形成されることによると考えられる。「天才の脳は大きく重く、しわが多い」という俗説があるが、それは正しいのだろうか。著名人の脳重量を計測してみると、哲学者カントの脳は1,650g、ロシアの作家ツルゲーネフの脳は2,012g、夏目漱石の脳は1,425gで、平均より重かったようである。しかし、アメリカの詩人ホイットマンの脳は1,280g、植物学者の牧野富太郎の脳は1,190g、ノーベル賞受賞者のアナトール・フランスの脳は1,017gしかなかったというのである。また、しわ（大脳皮質の表面積）については、人間の場合だいたい新聞紙1ページ程度の広さに引き伸ばされるが、それはイルカの脳の表面積に劣る。

　脳の重い人はグリア細胞が多く、脳の軽い人はグリア細胞が少ないのであり、脳の神経細胞と神経線維の数は変わらない。

　以上からも、脳の機能の善し悪しと脳の大きさ・重さ・しわの多さには相関はなく、むしろシナプスがどう出来上がるか、シナプス結合のパターンの複雑さが大きく関わるといえるだろう。

表4−1　著名人の脳の重さ

| 人　　名 | 脳の重さ（g） | 人　　名 | 脳の重さ（g） |
|---|---|---|---|
| ナポレオン三世 | 1,500 | アナトール・フランス | 1,017 |
| ビスマルク | 1,807 | | |
| ツルゲーネフ | 2,012 | 桂　　太　郎 | 1,600 |
| カント | 1,650 | 夏　目　漱　石 | 1,425 |
| シラー | 1,580 | 内　村　鑑　三 | 1,470 |
| ブンゼン | 1,295 | 牧　野　富太郎 | 1,190 |

（時実利彦『脳の話』岩波書店、1962年、35頁参照）

## 2 | 欲求と適応異常

## 2.1 欲 求

　人間は、生活環境の中で不均衡な状況が生じると、心に緊張を感じ、この緊張を解きたいという「欲求」が生まれる。そして欲求を充足するために行動するのである。この点から、欲求は行動の原動力であるといえる。

　欲求は、その特性から一次的欲求と二次的欲求に大別される。

### ①　一次的欲求

　一次的欲求は、生命維持・種の保存に関わることから、生理的欲求ともよばれる。人間が生理的に持っているもので、食物や水分の摂取・排泄・呼吸・睡眠・休息などに対する欲求や、性的欲求・母性的欲求などがある。これらの欲求は、その強さに個人差はあるものの、本質的には人間に共通する欲求であるといえる。

### ②　二次的欲求

　二次的欲求は、心理的欲求・社会的欲求ともよばれる。これは、生後の生育環境の中で得た経験から生まれてくる欲求である。具体的には、自分を意識することから生じる自我欲求や、他人を意識したり社会を意識することから感じる社会生活での安定感・達成感・所属感・成功感または独立感などに

表 4-2　欲求の種類

| 種　　類 | 特　　性 | 内　　容 |
|---|---|---|
| 一 次 的 欲 求<br>（生理的） | 個体維持欲求<br>（有機的欲求） | 食物、水分、空気（呼吸）、排泄、休息、睡眠 |
| | 種族保存欲求<br>（生理学的欲求） | 性、運動 |
| 二 次 的 欲 求<br>（心理的・社会的） | 自 我 欲 求 | 独立、自己実現、依存 |
| | 社 会 的 欲 求 | 帰属、承認、愛情、地位、名誉 |

（大学保健教育研究会編著『大学保健』犀書房、1962年、85頁参照）

148　第Ⅳ章　精神の健康

対する欲求である。これらの欲求は、社会・文化など各人の生活環境からの影響を受けるため、個人差が大変大きい。

## 2.2　欲求不満

欲求が充足されると、心の緊張は解消されて満足感が得られる。しかし、何らかの要因によって欲求の充足がなされない（挫折する）と、心の緊張は高まり、不安やいら立ちを覚えるようになる。この状態が強くまた長く続くと欲求不満（フラストレーション）という状態になる。

欲求不満を引き起こす要因を障壁とよび、次の4つに分けられる。
① **個人的障壁**：欲求のレベルが、その本人の能力を上回っている場合。
　これには、単に欲求の水準が高すぎる場合もあるが、疾病や虚弱など身体的要因が障壁になる場合もある。
② **社会的障壁**：2つの場合がある。まず1つは、社会の制度・習慣などが障壁になる場合である。例えば、冠婚葬祭などが本人の意思によらず地域の風習にしたがってとり行われる場合などである。
　もう1つは、人間関係そのものが欲求不満の障壁になる場合で、男女間の関係に現れるものである。
③ **経済的障壁**：個人や家庭の経済状況によって欲求が充足されない場合。
④ **物理的障壁**：時間や距離など物理的な要因が障壁となる場合。

## 2.3　葛　藤

2つ以上のほぼ強さが同じ欲求が同時に存在し、どちらを選択すべきか悩む心の状態を葛藤（コンフリクト）とよぶ。

葛藤には、個人の内面で起こる心理的葛藤と、人間関係などに付随して起こる社会的葛藤がある。このうち、心理的葛藤には4つのタイプがある。
①「＋・＋の葛藤」：2つ以上の積極的誘意性の間に立たされた状態の葛藤。

ここでいう誘意性とは、個人と対象の間に生じる関係のことで、積極的誘意性とはその対象に引かれる場合であり、消極的誘意性とはその対象を回避したいと感じる場合である。具体的には、同程度に希望した会社の入社試験に合格し、いずれを選択すべきか迷う場合などである。

② 「－・－の葛藤」：①とは対照的に、2つ以上の消極的誘意性の間に立たされた状態の葛藤。具体的には、試験勉強はしたくないが留年もしたくないと考える場合などである。

③ 「＋・－の葛藤」：積極的誘意性と消極的誘意性が同時に存在する場合。

これには2つのタイプがあり、1つは、欲求の対象となるものが、積極的と消極的両方の誘意性を有する場合である。具体的には、春登山に行きたいが雪崩の危険性が高いときなどである。またもう1つは、ある欲求に対してその実現を妨げる要因が生じる場合である。例えば大画面テレビを購入したいが、部屋に置くスペースがないときなどである。

④ 「＋・－の二重の葛藤」：積極的と消極的両方の誘意性を有する2つのものの間での葛藤。具体的には、駅から近いが古いマンションと、駅からは少し遠いが新築のマンションとどちらにしようかと迷う場合である。

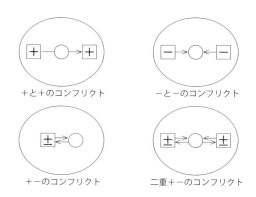

図4－6　心理的葛藤の4タイプ
(齊藤勇『イラストレート心理学入門』第2版、誠信書房、2010年、62頁、図「四つのコンフリクト状態」より)

## 2.4 適応機制

　人間は、欲求不満が生じると、何とかしてそれを解消し、心の緊張をほぐそうとする。この欲求不満がより強くなると、それを解消するために他の何らかの方策を講じようとする。この働きを適応機制とよぶ。人間は、適応機制によって日常生活を円滑にし、社会に適応できるのである。適応機制には、次のようなものがある。

### 1）合理的機制

　欲求不満の原因を直視し、積極的に合理的な解決方法を探り出そうとするもので、社会的に見て最も健全で望ましい方法といえる。

### 2）代償機制

　ある欲求の解消に際して、除去するのが非常に困難な障壁がある場合、比較的類似した欲求で充足の容易なものを充足させることにより、最初の欲求を減少または消去させる方法である。代償機制に類似したものとして、補償と昇華がある。

① **補償**は、ある欲求不満が生じたとき、それとは全く別の欲求を充足させて、心の安定を求めようとするものである。

② **昇華**とは、欲求に対するエネルギーを、異なる対象に置き換えることである。精神病理学者のフロイトによれば、青年期の性的欲求は、学問やスポーツ、芸術などに集中することによって解消されるという。それらの行為は、社会的に評価されるため、性的エネルギーの露出とは異なり、自我は守られることになる。

### 3）防衛機制

　欲求不満に直面したとき、自己を守ろうとする機制で、同一化、合理化、投射の3種類に分けられる。

① **同一化機制**は、他人の真似をしたり、他人になりきったつもりで不安や衝動を解消するメカニズムである。アイドルやスポーツ選手の真似をするような行為はこの例である。また、息子が母親を愛し父親を憎むようになるオイディプス・コンプレックス期の場合、息子にとって父親は争ってもかなわない強い相手であり、理想である。そして弱い自分に不安を抱くとき、防衛の1つとして、自分を理想の父親と同一視して、あたかも自分が父親であるかのように振る舞い、心を安定させるものである。これは、一見滑稽だが、自分の中に理想的人物像を取り込み、なりきることにより、近づくことが可能になることもある。

② **合理化機制**は、自分の行動や結果を自己に都合が良いように正当化し、それが合理的であると思い込もうとする方法である。イソップの童話に出てくる「すっぱいブドウ」のキツネのように、入手できなかったブドウをすっぱいのだと自分に言い聞かせる例があげられる。

③ **投射機制**は、自分では受け入れたくない衝動や欠点を、他人が持っているかのように考え、それを転嫁・投影するメカニズムである。同一化と逆の自己防衛である。例としては、自分が心の底である人に強烈なライバル意識や劣等感を抱いているときに、自分は相手を意識していないのに相手のほうが一方的にライバル意識や劣等感を抱いていると思い込む場合などがある。「ケチなひとほどケチである」という話がある。自分がケチであることを気にしている人が、たまたま小さなケチをした人がいたときにその行為を強く批判する。すると自分への非難を相手に向けることができ、自分を守ることができるのである。

## 4）逃避機制

欲求不満の解消に積極的に取り組まず、避けようとする方法である。抑制機制と退行機制の2つがあるが、どちらも現実逃避で、本質的な解決にはつながらない。

① **抑制機制**は、欲求不満の原因になった欲求自体を抑制する方法で、多く

の場合、本人の意識下に押さえ込んでしまうものであるが、時に再度現れることがある。

② **退行機制**は、非現実的な欲求を白昼夢のように空想の世界に入って充足させたり、あるいは現実の世界から逃げて自己の世界に閉じこもってしまうものである。

### 5）攻撃機制

障壁を力ずくで除去しようとする方法で、暴力や盗みなど反社会的な行動が取られることが多い。その結果が犯罪や非行につながったり、新たな問題が引き起こされ、社会的制裁を受ける場合もある。学校内における校内暴力や暴走行為は、攻撃機制のひとつの表れであるとする見方もある。

以上のように、欲求不満の解消にはさまざまな方法があるが、各人の状況に応じて、より健全で望ましい方法を選択できるよう努力しなければならない。

## 2.5 適応障害（異常）

欲求がうまく充足されるためには、適切な適応機制が選択されなければならない。欲求が極度に強すぎたり、欲求不満に対する耐性が弱かったり、傷つきやすい人であったりすると、心の緊張が続いて異常な行動を起こすようになる。これを適応障害（異常）とよぶ。適応障害（重度ストレス反応）とは、WHOの診断ガイドラインの1つである「国際疾病分類第10版（ICD−10）」によると「ストレス因により引き起こされる情緒面や行動面の症状で、社会的機能が著しく障害されている状態」と定義されている。

仕事上のトラブルや人間関係がうまくいかないことがきっかけで、普段の生活が送れないほどの憂うつ、不安感、怒り、めまい、頭痛、不眠などの症状や、問題行動（行きすぎた飲酒や暴食、無断欠席、無謀な運転やけんかなどの攻撃的な行動）が現れる。しかし、そのストレスに対してすべての人間が病気にな

るわけではない。適応障害はこういった個人的な素質も大きく関係するが、ストレスがなければこの状態は起こらなかったと考えられることが基本的な概念となる。統合失調症、うつ病などの気分障害や不安障害などの診断基準を満たす場合はそちらの診断が優先されることになるが、適応障害は実はそうした重篤な病気の前段階の場合もある。

　従来「神経症」いわれてきたものが典型例としてあげられる。


●恐怖神経症（恐怖症性不安障害）

　通常は恐怖の対象にならないものに対して恐怖を抱く神経症。恐怖感情が不合理であることは自覚している。広場恐怖症、社会恐怖（対人恐怖）症、その他特定の恐怖症である先端恐怖症・閉所恐怖症・高所恐怖症などがある。

●不安神経症（他の不安障害：全般性不安障害）

　不安とは、「自らが対処し得る方法が浮かばない事態に遭遇したときに覚える感情」といわれる。この不安は、危機を予知して事前に対処し、自己を発展させる原動力ともなる。人間にとって有益に働く場合があるのである。しかし、耐えがたい事態に際しては、種々の防衛機構が作動して事態を回避するか、不安を抑制して無意識の世界に閉じ込めたりして神経症に至る。不安感を感じることで身体症状を自覚すると、それが原因で死の恐怖を感じ、心臓神経症などの悪循環を繰り返す。身体症状には、食欲不振・動悸・頻脈・胸苦しさ・呼吸困難・下痢・悪心・嘔吐・月経遅延・性欲減退などがある。神経症の中で最も多く見られる。対症療法としては、不安を取り除き、いら立ち・緊張感・苦痛を和らげる「抗不安薬」があるが、依存症になることもあるので、それだけに頼ることはできない。深呼吸や筋弛緩を用いたリラクセーション法や、有酸素運動は有効で、自分で行うことができる。

●抑うつ神経症（他の不安障害：混合性不安抑うつ障害）

　自ら招いた障害や困難に不満を持ち、抑うつ状態になる。自己中心的な性格のタイプに多い。周囲に責任転嫁し、不平不満を表して攻撃的になる。好奇心や興味、関心の喪失・不機嫌・悲哀感を感じたりする。身体症状には、動悸・

発汗・不眠・食欲不振・下痢などがある。

●強迫神経症（強迫性障害）

　自分でも不合理だとわかっていることに対して不安感を抱き、その不安感が消えるまで何度も同じ行動を繰り返す。自分の体に細菌がついているのではないかと何度も手を洗うこと・鍵を閉めたか何度も確認することなどがある。

●ヒステリー（解離性（転換性）障害）

　精神的葛藤やストレスが突然に身体症状・精神症状として現れるもの。子どもじみた言動・芝居がかった態度、四肢をバタバタさせるヒステリーけいれん、全身を弓状に反らすヒステリー弓、難聴や声が出ない、健忘状態、もうろう状態などさまざまな症状がある。ヒステリー症状は、誰もが起こす可能性はあり、通常はコントロールされている。そして、自分の感情の抑制力をゆるめたときに症状が現れるのである。ヒステリー的行動は、小児的なもので、甘やかすことで強化される。

●心気神経症（身体表現性障害：心気障害）

　精神的・身体的ストレスにより生じる身体変化に、過剰な反応を示し、不安感・恐怖感を抱く。通常なら気づかない小さな不快感に意識が集中する症状。軽い頭痛・胃腸症状・眼の疲労・身体各所の痛みなど不明瞭な症状である。心臓・脳・胃腸など特定の臓器の病気に対する不安・恐怖として現れる。不安・恐怖は実際に食欲不振や不眠など、さまざまな不調を起こし、その不調がまた、病気を作り出す連鎖となる。いわゆるがんノイローゼなどがある。この症状は、自己の精神状態を理解できれば解消できることが多い。

●離人症（他の神経症障害：離人・現実感喪失症候群）

　自分の身体が自分のものとして感じられない身体意識の障害、自分の行動が自分のものとして実感できない自我意識の障害、すべての事物に実感がわかない対象意識の障害など、自己喪失的な症状がある。

●神経衰弱（他の神経症障害：神経衰弱）

　精神的緊張の持続によって生じることが多い。イライラ感や感情の不安定状態に陥り、集中力・注意力・思考力・記憶力が低下する、身体症状には不眠・

頭痛・頭重感・食欲不振・下痢・疲労感・動悸・めまい・肩凝り・性欲減退などがある。回復のためには、休息より運動することが大切である。急激な運動ではなく、少しずつ段階的に運動量を増やし、筋肉の調子を整えるとよい。

## ■適応障害の治療■

### ①ストレス因の除去

ストレス因の除去とは、環境調整すること。例えば暴力をふるう恋人から離れるために、ほかの人に助けを求めるなどがこれにあたる。ストレス因が取り除ける、あるいは回避できるものであればいいが、家族のように動かせないもの、離れるのが難しいものもある。こうなるとストレス因の除去だけではうまくいかない。

### ②本人の適応力を高める

ストレス因に対して本人はどのように受け止めているかを考えていくと、その人の受け止め方にパターンがあることが多く見られる。このパターンに対してアプローチしていくのが「認知行動療法」とよばれるカウンセリング方法である。また、現在抱えている問題と症状自体に焦点を当てて協同的に解決方法を見出していく「問題解決療法」もある。この認知行動療法も問題解決療法も、治療者と治療を受ける人が協同して行っていくものだが、基本的には治療を受ける人自身が主体的に取り組むことが大切である。

### ③情緒面や行動面への介入

情緒面や行動面での症状に対しては、薬物療法という方法もある。不安や不眠などに対してはベンゾジアゼピン系の薬、うつ状態に対して抗うつ薬を使うこともある。ただし、適応障害の薬物療法は「症状に対して薬を使う」という対症療法にすぎない。根本的な治療ではない。つまり適応障害の治療は薬物療法だけではうまくいかないことが多いため、環境調整やカウンセリングが重要になってくる。

（「適応障害」、厚生労働省HP「知ることからはじめよう　みんなのメンタルヘルス」
<http://www.mhlw.go.jp/kokoro/know/disease_adjustment.html>参照）

葛藤に耐えられる各人の強度を、フラストレーション耐性という。日常生活の中では、さまざまな欲求が生じ、葛藤が生じるのは避けられない。したがって、軽度の失敗や不運で落ち込んだり、暴力的になったりしないよう、強いフラストレーション耐性を身につけ、生活したいものである。

# 3 | ストレス

## 3.1　ストレスの歴史的背景

私たちの生活環境は変動し、私たちの身体はその変化に応じて意識的あるいは無意識的に自らを調節している。例えば気温上昇時に水分を多く摂取すると、発汗・尿量の増加が生じ、体液の濃度が下がらないようコントロールされる。このように、身体内部の調節作用により、リンパ液や血液がほぼ一定の濃度に保たれ、細胞が同じように働くことを、フランスの生理学者ベルナール（Claude Bernard, 1813-1878）は「内部環境の恒常性」とよんだ。

その後、アメリカの生理学者キャノン（Walter B. Cannon, 1871-1945）は、怒り・恐れなど精神的緊張状態になると、副腎からアドレナリン（ホルモンの一種）が分泌されることを動物実験で実証した。そして身体のバランスを保つシステムにホルモンが関わっていると考え、その反応をホメオスタシスと名づけた。

またアメリカの生理学者ウォルフ（Harold G. Wolff, 1898-1962）は、不安・興奮・憂うつなどの精神状態の変化にともない胃液や胃の粘膜に変化が生じることを人体を使って実証した。

現在では、外部環境の変化にともない自律神経系が作動し、内分泌系に指令が出て生体内部を一定の環境に保つシステムがあることがわかっている。また、精神活動が自律神経系や内分泌系に影響を及ぼし、生体内部に種々の変化を生じさせる原因となることも実証されている。このように精神と身体は互いに働きかけ合うものであり、心身は相関するものなのである。

## 3.2 自律神経と内分泌の作用

　自律神経系は、脳の下に伸びている延髄・脊髄を中枢とし、身体の恒常性を一定に保つために無意識的に働くものである。自律神経系は、拮抗的に働く交感神経と副交感神経からなる（二重支配（図4−7））。

　**交感神経**は、脊髄から出た直後に神経節とよばれる部分があり、そこから出た神経は各種臓器まで達している。交感神経の末端から神経伝達物質（ノルアドレナリン）が分泌されると、筋肉の収縮・心拍上昇など、多くの器官が活発に作動し、消化器系の作用は抑制され、緊張状態に備える。

　**副交感神経**は、延髄や仙髄から出た神経が、交感神経の行く先と同じ臓器に達している。神経節は臓器のごく近くにある。副交感神経の末端から神経伝達物質（アセチルコリン）が分泌されると、筋肉は弛緩し、心拍は下降するが、消化器系の働きが盛んになる。身体をリラックスさせる方向に働きかけるのである。

　例えば、事故を目撃すると、交感神経の作用により血管が収縮し、顔面蒼白になる。立毛筋が収縮して鳥肌が立ち、瞳孔が開かれて光景をよく確認できるようになる。また心拍上昇により血液は脳に多く送られ、とっさの判断に備える。食欲減退も交感神経の作用である。それが徐々に安定した状態になるのは、副交感神経の作用によるのである。

　**内分泌系**は、間脳視床下部の支配で、内分泌器官からホルモンを分泌し、身体の恒常性を一定に保つよう作用する一連のシステムである。例えば、血液中の糖分をほぼ一定量に保つために、膵臓からインスリンやグルカゴン、副腎の髄質からアドレナリンというホルモンが分泌される。また、男性特有の身体を形つくるために働くのが男性ホルモンであり、生理・妊娠などに関わるのが女性ホルモンである。体に傷害を受けたとき、腎臓の上にある副腎の皮質からは副腎皮質ホルモンが分泌され、その傷害を癒やそうとするシステムもある。ホルモンはごく微量で作用するため、精神的・身体的刺激によりその分泌量が影響を受けることがある。

158　第Ⅳ章　精神の健康

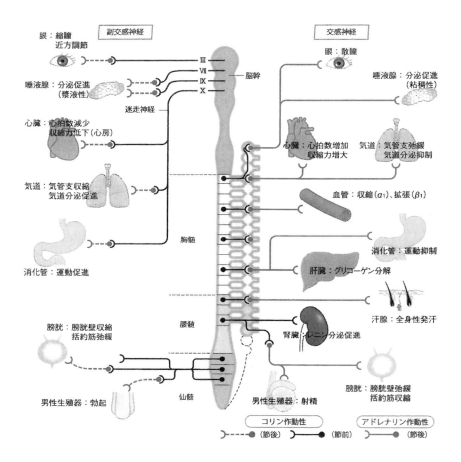

|  | 副交感神経 | 交感神経 |
|---|---|---|
| 瞳孔 | 縮瞳 | 散大 |
| 発汗 | 抑制 | 促進 |
| 心拍数 | 減少 | 増加 |
| 消化管 | 促進 | 抑制 |
| 排尿 | 促進 | 抑制 |

図4-7　自律神経系
(増田敦子監修『ステップアップ解剖生理学ノート』サイオ出版、2014年、44頁より一部改変)

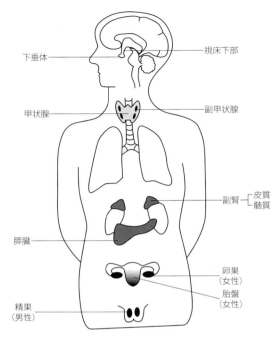

図4-8　主な内分泌器官の位置

## 3.3　ストレス学説

「ストレス」という言葉を医学用語として初めて使用したのがウィーン生まれの医学者ハンス・セリエ（Hans Selye, 1907-1982）である。この分野の第一人者であるセリエは、心身に対する外部からの刺激（外力）をストレッサーとよび、ストレッサーに対する生体の適応反応をストレスとよんだ。

生体にストレスが加えられると、ストレス刺激の強さに応じて生体内では決まった適応反応が生じること、つまり、病原体・寒冷刺激・外傷などのストレスが身体に加えられると、その種類によらずその強さに応じて副腎皮質の働きが促進されるように非特異的な反応が生じることを示したのである。これは防

衛と適応のためであるので、適応症候群とよばれた。適応症候群には、全身に生じる適応反応である全身適応症候群（General Adaptation Syndrome）と、局所的に生じる適応反応である局所適応症候群（Local Adaptation Syndrome）がある。病原体が体内に入ったときにはその部位に炎症が起こるが、それは局所適応症候群の一種である。そして局所適応症候群がきっかけとなり、神経系から内分泌系や副腎に指令が出され、全身適応症候群のメカニズムが発動する。それが局所適応症候群の炎症に作用するのである。

　ストレッサーが一過性であれば適応反応も短期間に終わってしまうが、ストレッサーがいつまでも持続する場合は、適応エネルギー（適応に要するエネルギー）には限界があるため、全身適応症候群は時間的に様相が変わり、①警告反応期（第一期）、②抵抗期（第二期）、③疲憊期（第三期）の3段階に分けられる（図4-9）。

　警告反応期は、生体が刺激を急に受けたことによって現れる普遍的な反応の総和をさす。この期間はショック相と反ショック相に分けられ、自律神経の覚醒が生じる。ショック相では体温・血圧・血糖値の低下、神経系の活動低下、筋緊張の減退、血液の濃縮などの生体反応が生じる。すると、生体環境を元に戻し、身体を防衛しようとする反ショック相に入る。反ショック相では、視床下部の指令で脳下垂体から副腎皮質刺激ホルモン（ACTH）が分泌され、副腎皮質から副腎皮質ホルモンが多く分泌される。その結果、体温・血圧・血糖値の回復が促進され、神経系の活動が活発化し、筋緊張が高まり、血液の濃度が調節されるなど、体内環境を整えようとする。

　さらにストレッサーが続いて作用すると、副腎皮質ホルモンやアドレナリンなど種々のホルモン分泌が高まり、ストレッサーに対する抵抗力が強くなる。この時期が抵抗期である。そして、この状態が数週間から数か月間続くと、適応反応が維持できず、適応の末期症状に入る。そして、あらゆるストレッサーに対して非特異的に抵抗を失う時期である疲憊期に入る。副腎皮質ホルモンなどの分泌が減少し、体温・血圧が下降し、胸腺も萎縮する。極端な場合、死に至ることもある。

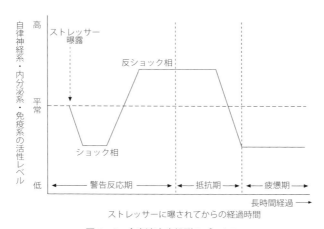

**図4-9　全身適応症候群のプロセス**
（小杉正太郎編『ストレスと健康の心理学』朝倉書店、2006年、6頁より）

　特に精神的ストレスは、何らかの危機や災害に対する脅威など、身体に触れない要因がストレッサーになって生じる。その脅威があるか無いかを認識・判断する心理的プロセスには個人差があり、どのストレッサーに対していつどんなストレスが生じるかには、個人差がある。

## 3.4　ストレスと生体反応

　ストレス学説を医学的に根拠づけるためにさまざまな研究がなされた。その結果、さまざまなストレスに際して共通に見られる変化は、副腎の肥大・胸腺の萎縮・消化管潰瘍の発生であった。
　副腎は、2つの腎臓の上に覆いかぶさるようについた臓器であり、皮質と髄質の2層からなる。その皮質から分泌されるホルモンは、コレステロールをもとに合成され、血糖の増加・炎症の抑制・胸腺の萎縮・胃酸の分泌を促す。つまりストレスによって主に働くのは、副腎から分泌されるホルモンなのである。
　過剰なストレスによって胸腺（免疫系のT細胞を教育する臓器）の萎縮が生じると、免疫疾患になる場合がある。また免疫系の異常から精神症状が生じる

こともある。この事態を防ぐために2つの反応を互いに制御し合うシステムが存在する。その1つが、脳でつくられるCRH（副腎皮質刺激ホルモン放出因子）である。この物質が分泌されると副腎ではコルチゾール（ステロイドホル

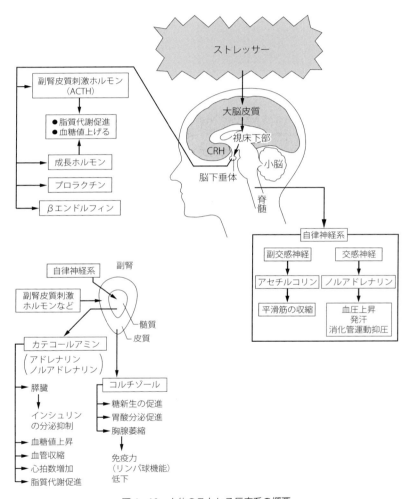

図4−10　人体のストレス反応系の概要
（森本兼曩『ストレス危機の予防医学』日本放送出版協会、1997年、142頁参照）

モンの一種）がつくられる。コルチゾールは脈拍と心臓の収縮力を増加し、血管壁のノルアドレナリン（アドレナリン系のホルモン）への感受性を増し、ストレスに対する抵抗力を高める。同時にコルチゾールは、強力な免疫抑制剤としても働き、障害や損傷組織への過剰反応を防ぐのである。またコルチゾールは脳でつくられるCRHの分泌を抑制する。これはストレス反応を制御する簡単なフィードバック（分泌物自身がその分泌量を制御するシステム）といえる。つまり、CRHとコルチゾールは、脳のストレス反応と免疫反応を直接結びつけているのである。このように、ストレスは神経系・内分泌系・免疫系と強く結びついている。

## 3.5 現代社会のストレッサー

現代は「ストレスの時代」ともいわれる。成人ばかりか小学生までもが「ストレス」という言葉を口にする。ストレッサーには物理的・化学的・生物的・精神的・社会的など各種のストレッサーがあるが、現代社会で出現するストレスは、精神的・社会的ストレッサーに起因するものが多い。すなわち、人間関係に不満・不安を抱くような「精神的ストレス」や、職場での昇進・転勤・退職などを契機に現れる「社会的ストレス」といわれるものが多くを占めている。そして、これら日常生活の中で生じるストレスが継続すると、身体の適応部分が極端に働きすぎて生じる「適応病」を招くことがある。適応病には、高血圧・心臓血管病・腎臓病・胃潰瘍や大腸炎などがある。過剰適応の疲憊により精神力が衰え、ときに適応障害のところであげたさまざまな症状を示すこともある。（ストレスの原因については図1−3「日常生活での悩みや不安」を参照のこと）

物質・情報があふれ、絶え間ない刺激にさらされる日常生活において、人々は休息時も刺激を求めるよう条件づけされがちで、十分な休息を得られない状態を招くことさえある。心療内科では、自分の感情が鈍くなって自己の感情表現能力が低下し、失感情症や失体感症といったタイプの心身症の人が見られる。

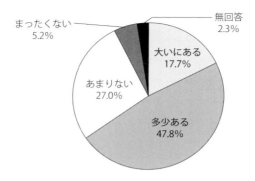

図4−11　1か月間のストレスなどの有無
（内閣府自殺対策推進室「平成23年度自殺対策に関する意識調査」より）

　セリエによれば、ストレスには「快ストレス＝eustress」と「不快ストレス＝distress」があるという。つまり、すべてのストレスが有害とは限らないという。快状態を引き起こすストレッサーには、適度の温冷刺激・軽い運動・使命感・目的意識・快感などがあり、不快状態を引き起こすストレッサーには、酷暑・厳寒・飢餓・傷害・不眠・恐怖・過労・敗北感・不快感などがあげられる。

　軽運動は有益なストレッサーの1つである。脳の下垂体を作動させ、副腎皮質ホルモンの分泌を促す。一般的には軽い発汗が現れることを目安に、個人の運動能力に応じて無理のない範囲で運動することが望ましい。また、人間は多くの動物の中でも脳が高度に発達し、適応力が高い。そのため質・量ともに適切なストレッサーが連続的にまたは繰り返し付加され続けると、抵抗期が長期にわたって維持され、生理的適応状態に到達することが実証されている。乾布摩擦（全身の皮膚を刺激して自律神経の働きを良くする）によりウイルスに対する抵抗力が高くなることなど、その一例といえよう。

　つまり人間は、意図的に生活の中にストレッサーを用意し、生体のストレス反応を引き出し、これに対する抵抗力を高めることで心身の鍛練をすることもできるのである。生命を維持することは、心身ともに健康を維持することである。そのプロセスにはさまざまなストレスが存在し、処理されていく。特に感

受性が高く、人間関係が広がっていく青年期には、数多くのストレスに悩まされるが、それらに適切に対処し、時にストレスを活用し、またストレスを解消する過程に人生の意義を見出し、心身ともに強く生きる下地をつくってほしいものである。（参考資料7「簡易ストレス度チェックリスト（自己評定用）」・参考資料9「日本版パインズ・バーンアウト測定尺度」）

　近年の問題として、仕事に関わる強いストレスによると考えられる適応障害や精神障害の発病、さらには自殺がある。

　働く者のメンタルヘルスケアへの取り組みは、①本人のストレスへの気づきや対処への支援、そして職場環境の改善を通じて、メンタルヘルス不調となることを未然に防止する「一次予防」、②メンタルヘルス不調を早期に発見し、適切な対応を行う「二次予防」、さらに、③メンタルヘルス不調となった者の職場復帰を支援する「三次予防」、に分けられる。

## ■ストレスチェック制度■

　仕事や職業生活に関して強い不安、悩みまたはストレスを感じている労働者が5割を超える状況の中、厚生労働省は、2014（平成26）年に公布された「労働安全衛生法の一部を改正する法律」に基づき、「ストレスチェック制度」を新たに設けた。この制度は、従業員に対して行う心理的な負担の程度を把握するための検査（ストレスチェック）や、検査結果に基づく医師による面接指導の実施などを事業者に義務づける制度で、2015（平成27）年12月1日から施行となった。（厚生労働省「労働安全衛生法に基づくストレスチェック制度実施マニュアル」参照）

　「ストレスチェック制度」の目的：

- ・一次予防を主な目的とする（労働者のメンタルヘルス不調の未然防止）
- ・労働者自身のストレスへの気づきを促す
- ・ストレスの原因となる職場環境の改善につなげる

「職業性ストレス簡易調査票」（参考資料8）によるストレスチェックは、回答が操作され、労働者や職場の状況を正しく反映しない結果となるおそれがあるので、働く者が自身の状況をありのままに答えることができる環境が整えられていることが重要である。

---

## こころの健康：医療機関の選び方

- 保健所（保健センター）：精神科の受診が必要かどうかわからない時や、ご家族や知人の方が相談したい時などに気軽に相談してみよう。
- 精神保健福祉センター（こころの健康センター）：「アルコールや薬物依存」「ひきこもり」「発達障害」「認知症」など、専門的な相談にも対応できる。各都道府県と政令指定都市に1か所以上設置されている。

- 精神科、精神神経科：「精神科」、「精神神経科」は同じもの。「うつ病」「統合失調症」「神経症性障害」などのこころの病気を診ている、精神科の医療機関。
- 心療内科：心理的な要因で身体の症状（胃潰瘍、気管支ぜんそくなど）が現れる、いわゆる「心身症」を主な対象としている。実際にはこころの病気を診ている医療機関がたくさんあるが、こころの病気をすべて診るわけではなく、軽い「うつ病」や「神経症性障害」など一部のこころの病気しか診ないところもある。
- 神経内科：パーキンソン病や脳梗塞、手足の麻痺や震えなど、脳や脊髄、神経、筋肉の病気を診る内科。精神的な病気を主に診ているわけではないが、こころの病気を含めて診ているところもある。また、「認知症」や「てんかん」は、精神科でも神経内科でも診ている。

あなたの住んでいる地域の精神科の医療機関の一覧や医療機関を選ぶときのアドバイスもあるので、ぜひ、下記サイトを参考にしてください。

（厚生労働省「知ることからはじめよう　みんなのメンタルヘルス」、治療や生活へのサポート、
「医療機関の探し方、選び方」<http://www.mhlw.go.jp/kokoro/support/medical_1.html> 参照）

# 第 Ⅴ 章　現代社会の健康課題

　科学の進歩や技術の革新、産業の振興は人々の生活を合理化し、豊かにしてきた。しかし、現実の生活を見渡してみると、自然環境は破壊され、生態系を乱し、公害の発生を生み出した。公害についてはさまざまな対策が講じられてきたが、さらに、新たな健康課題の発生がもたらされてきている。

　ここでは、私たちが取り組むべき健康課題を取り上げ、解決の方途を探る。

## 1 ｜ 環境と健康

### 1.1　地球温暖化現象

　太陽の光によって地球は暖められているといわれるが、地球自体も赤外線の熱放射を行って、このバランスによって地表の気温が定まるといわれている。地表から放出された熱はそのまま宇宙空間へと逃げていくが、大気によって吸収された赤外線の半分は、再び地表に戻ってきて地表付近を暖めることになる。これを地球温暖化現象または温室効果とよんでいる（図5−1）。

　この温暖化を生み出す原因となるのは、産業活動にともなって消費される石油・石炭・天然ガスなどの化石燃料から排出される二酸化炭素（$CO_2$）、自動車から排出される二酸化炭素や窒素酸化物（$NO_x$）、さらには地表や家畜から排出されるメタンガス（$CH_4$）などである。

　気候変動に関する政府間パネル（IPCC）によれば、2016〜2035年における世界平均地上気温は、1986〜2005年の平均に対して0.3〜0.7℃の上昇、今世紀末の2081〜2100年は、最悪の場合は、2.6〜4.8℃の上昇を見る可能性が高いと予測されている。（気象庁訳「IPCC第5次評価報告書第1作業部会報告書」参照）

　温暖化現象が進むとどのような影響が出るのかは、実際の自然現象にもすでに現れている。地表面の気温上昇は、氷河の氷が融け出すことによる海面水位

の上昇へとつながる。海面水位の上昇により水没する島国も予想されている。さらに海水温上昇による台風やハリケーンの頻発がすでに見られている。異常気象は、生態系を乱し、特に農業生産には重大な影響を及ぼし、食糧危機や感染症の蔓延などが心配される。

　二酸化炭素の削減が当面の目標である。1997（平成9）年に京都で開かれた「第3回国連気候変動枠組条約締約国会議：COP3（温暖化防止京都会議）」で採択された「京都議定書」では、先進国全体で、2008年から2012年まで（第1約束期間）に、温室効果ガス（二酸化炭素（$CO_2$）、メタン（$CH_4$）、一酸化二窒素（$N_2O$）、ハイドロフルオロカーボン（HFCs）、パーフルオロカーボン（PFCs）、六フッ化硫黄（$SF_6$））の排出量を1990年の水準より5％削減することを目標に掲げた。日本は6％の削減を約束した。アメリカなど先進諸国のいくつかは、産業活動の低下をもたらすという理由から最後まで反対したが、地球温暖化問題は世界のすべての国々、一人ひとりが理解と努力を惜しんではならない。

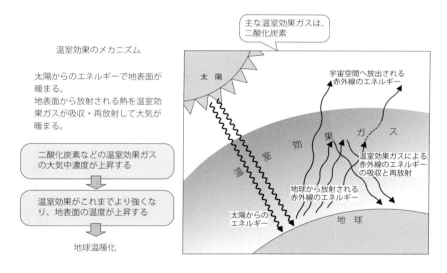

図5-1　地球温暖化のメカニズム
（環境省地球環境局『地球温暖化の影響・適応情報資料集』2009年、<http://www.env.go.jp/earth/ondanka/effect_mats/full.pdf> を参照）

## 1.2　オゾン層の破壊

1980年の中頃、地球上を取り巻くオゾン層にきわめてオゾン量の少ない地域があることが報告された。これがいわゆるオゾンホールである。

地球の大気の厚さは、地上からおよそ100〜120kmといわれ、オゾンは地表から50kmの付近に広く分布している。地表から10km程度までを対流圏、その上の10km〜50kmを成層圏とよんでいるが、その成層圏の比較的上部に幅にして約20kmの厚さで、オゾンが集まっているオゾン層がある。

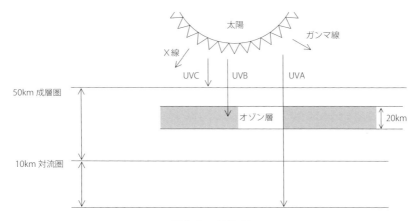

図5−2　オゾン層

太陽光線の恵みにより人間の生活は成立しているという反面、太陽光線の中には、生物にとって有害なエネルギーを持っているものも少なくない。最も破壊力の大きいエネルギーは、放射線であるガンマ線やX線である。しかし、これらは大気中で吸収され、地上には届くことはない。実際に問題になるのは、太陽光線のうち、電磁波である紫外線（UV）である。紫外線は、波長が長い順にA、B、Cと分けられているが、最も波長の短い紫外線Cは最も有害なものではあるが、オゾン層よりも高い上空で吸収されるので、生物には問題はない。紫外線Aはもともと地上まで届いている紫外線の大部分のことで、日焼けの原因ともなっている。特に大量に浴びなければこれも大きな問題はない。

地上に届く紫外線のうちで特に紫外線Bが生物にとって有害であるといわれている。オゾン層は、この有害紫外線Bを吸収してくれているのであるが、オゾン層が薄くなるオゾンホールが増えることによって、この有害紫外線Bが地上に届く割合も高くなり、人間の健康に危険をもたらすこととなる。

オゾンホールが広がり、有害な紫外線Bが地上に増加してくると、皮膚がんの発生率が高くなる。皮膚がんの中でも悪性黒色腫（メラノーマ）といわれる死亡率の高いがんの発生も高くなる。オゾン層1％の減少で皮膚がんの発生率は6％増加すると推定されている。同様に増加傾向にある疾病としては、白内障がある。眼球内の水晶体のタンパク質が紫外線の影響により混濁し、視力喪失という結果を招く危険性が高くなっている。この他にも農作物への影響、海中生物への影響などが予想され、食物連鎖に重大な危機が懸念される。

このようなさまざまな健康被害をもたらすオゾン層の破壊の最大の原因は、フロンガスにあるといわれている。1930年代にそれまでのアンモニアに代わる人体に無害の気体として、アメリカのデュポン社によってフレオンという商品名で売り出された。正式には、クロロ・フルオロ・カーボン（CFC）あるいは、ハイドロ・フルオロ・カーボン（HFC）とよばれ、冷蔵庫の冷却剤、車のクーラーの冷却剤、パソコンなどの部品の洗浄剤、あるいはスプレー缶の噴射剤などとして広く使われてきた。

地上から発生したフロンガスには、塩素の分子が含まれており、オゾンからの酸素分子と結びつき、一酸化塩素（ClO）という不安定な物質を次々と

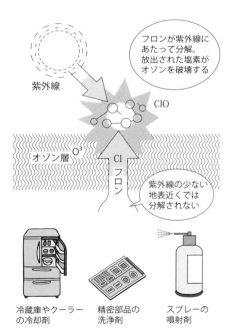

図5-3　オゾン層破壊のメカニズム

つくり、オゾン層を破壊していくと考えられる。南極や南半球でオゾンホールが多く発見されているといわれるが、すでに北半球などにも広がっている。1992年の「モントリオール議定書」では「1995年末にフロンの生産を全てやめる」こと、1997年の締約会議では、「臭化メチルなどのオゾン層を破壊する物質も2014年末に全廃する」ことが決まったのだが、実際には完全に使用廃止とはいかないのが現状である。現在ではほとんどのフロン製品は代替フロンに取って替わりつつある。

## ■紫外線対策■

　これからの時代、直射日光をあびることには慎重に対応していきたい。特に戸外でのスポーツ時には、紫外線対策は重要である。サンケア化粧品や帽子、サングラスなどは紫外線対策には必需品である。子どもの戸外での遊びの際にも注意が必要である。

　サンケア化粧品は、「SPF」、「PA」という表示がなされている。SPF は Sun Protection Factorの略で紫外線Bに対する防止効果を示し、何もつけない素肌の状態を1として何倍の効果があるかを数字で示している。例えば SPF10 であれば、何もつけない状態の10倍で肌を守る効果を示している。また、PA は Protection Grade of UVAの略で紫外線Aの防止効果を示すもので、通常PA＋は防止効果がある。PA＋＋は防止効果がかなりある。PA＋＋＋は、防止効果が非常にあるというきわめて大雑把な基準である。いずれの数値が高いからといって、それだけで過信せずに対策を立てたい。SPF がいくら高くても、落ちてしまえば意味がない。SPF20～30程度の日焼け止めであれば、3時間に1回程度の割合で塗り直すことが必要である。

　サングラスの使用については、濃い色のサングラスは、瞳孔の拡大につながり、かえって有害紫外線を取り込んでしまう危険性があるので、なるべく薄い色のサングラスを使用しながら目を守ることが重要である。

## 1.3 ダイオキシン

「人類が作り出した史上最強の毒物」といわれるのがダイオキシンである。ベトナム戦争当時、アメリカ軍が使った枯葉剤に含まれていた。その後、枯葉剤を浴びたベトナム女性から奇形児の出産が続き、大きな社会問題となった。「毒性は青酸カリの1万倍」ともいわれるが、このダイオキシンが、産業廃棄物だけでなく一般ゴミによっても発生することがわかってきた。

ダイオキシンは、正式にはポリ塩化ジベンゾパラジオキシン（PCDD）という名前を持ち、多くの異性体がある。ダイオキシンは、そのものを化学兵器として開発されたものではなく、化学製品を作る過程で不純物として作り出されたものである。1940年代にアメリカではすでにダイオキシンの発生は確認されていた。

わが国においても、1997年頃、きわめて身近なゴミ焼却場近辺でダイオキシンの発生が確認され、土壌中に高濃度のダイオキシンが含まれていること等が検出されて大きな問題となっていった。1998年7月の環境庁の調査によれば、ゴミ焼却処分場などから排出されるばいじんに含まれるダイオキシン類が、全国で年間に2.5kgにのぼると報告された。さらに、ディーゼル車の排気ガスには1m³あたり3pg（1ピコグラム＝1兆分の1グラム）のダイオキシン類が含まれていることも判明した。その結果、規制の厳しいスウェーデンの大気と比べると、日本の大気中からは70倍ものダイオキシンが検出されていた。


ゴミ焼却におけるダイオキシン発生のメカニズムは、塩化ビニルや食塩中に含まれる塩素と炭素・酸素・水素などのゴミの成分が一緒に焼却されると、化学反応を引き起こし、最終的に炭素と塩素が結びつきダイオキシンを発生するといわれている。特にこの時、焼却温度が800度を下回っていると不完全燃焼をきたしてダイオキシンの多量の発生を生むことになる（図5-4）。

1996年の環境庁の調査によると、ダイオキシン類の中でも最も毒性が高い「2,3,7,8-四塩化ジベンゾパラジオキシン（TCDD）」の検出地点が前年度の10

倍に増えたことが明らかになった。

ダイオキシン類対策は、1999（平成11）年3月にダイオキシン類対策関係閣僚会議により策定された「ダイオキシン対策推進基本指針」と、同年7月に議員立法により成立した「ダイオキシン類対策特別措置法」の2つの柱をもとに進められた（環境省）。

体内に入ったダイオキシン類は、解毒作用を持つ肝臓で代謝され、毒性の低いものはほとんど体外に排出される。しかし毒性の高いものほど体内に蓄積されてしまう。ダイオキシン類は、体内で半量に減少する時間（生物学的半減期）が長く、TCDDの場合、血液中では7.1～11.3年、脂肪組織では9.7年といわれる。

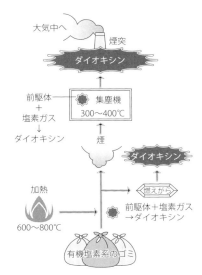

図5-4　都市ゴミ焼却場から発生するダイオキシン

体内に入るダイオキシン類は、95％以上が食物を通して入り、その60％が魚介類によるものだといわれる。人間活動により、ばい煙・排水が環境中に放出されると、それは雨に流されて河川や湖沼、やがては海洋へと流れ込む。ダイオキシン類は水に溶けにくいため、マイクロプラスチックなどの微粒子に付着した状態で水中を漂い、水中のプランクトンに食べられる。そのプランクトンを小魚が食べ、それをより大きな魚が食べる。この食物連鎖を通してダイオキシン類が濃縮されるのである。

1998（平成10）年5月のWHO専門家会合では、「TDI（耐容1日摂取量）は1～4 pg/kg/日（1日に体重1 kgあたり1～4 pg）とし、4 pg/kg/日を当面の最大耐容摂取量、究極的な目標としては摂取量を1 pg/kg/日未満に削減が適当」とした。環境庁の検討会は、1997（平成9）年に健康リスク評価指針

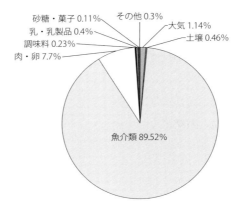

（環境省「ダイオキシン類に係る環境調査結果」および厚生労働省「食品からのダイオキシン類一日摂取量調査（厚生労働科学研究）」に基づき環境省作成）

図5-5　日本人が1日に摂取するダイオキシン類の摂取量の内訳
（環境省環境保健部環境リスク評価室「日本人における化学物質のばく露量について2015」、環境省HP<http://www.env.go.jp/chemi/dioxin/pamph/cd/2015ja_full.pdf>より）

値として5 pg/kg/日を示していたが、1999（平成11）年6月には、厚生省と環境庁は「ダイオキシンの耐容一日摂取量」を、4 pg/kg/日に設定した（平成11年6月報道発表資料「ダイオキシンの耐容一日摂取量（TDI）について」参照）。

　1日あたり日本人が魚を100g摂取するとして算出すると、1997年の調査によれば、宮城県の北上川と滋賀県の琵琶湖北湖、埼玉県の新河岸川の魚を摂取し続けると、健康リスク評価指針値を超えてしまう恐れがあった。

　ダイオキシンの人体への影響、毒性という点で明らかなのは、発がん性である。動物実験などでは肝臓がんが多く見られる。また、他の地域との疾病状況の比較をすると、ゴミ焼却場の近隣住民にがんの発生率がきわめて高いこともわかっている。がんの発生以外にも、ホルモン異常、免疫機能の異常、アトピー性皮膚炎の発症など、計り知れない大きな影響があるといわれる。

　現在では、野外焼却・家庭でのゴミ焼却の禁止、焼却炉の改良と運転管理の改善が行われ、ダイオキシン類の生成量は劇的に削減されてきているが、国際

的な取り組みを続ける必要がある。

　2014年調査では、日本人が1日に平均的に摂取するダイオキシン類の量は、合計で体重1kgあたり約0.69 pg-TEQ（TEQ：毒性等価量＝一番毒性の強い2,3,7,8テトラクロロダイオキシンに換算）と推定されている。この水準は、耐容1日摂取量を下回っており、健康に影響を与えるものではない。

　厚生労働省の「食品からのダイオキシン類一日摂取量調査」による、日本人が食品から1日に摂取するダイオキシン類の平均的な量の経年推移は図5－6のとおり。2000（平成12）年1月に施行された「ダイオキシン類対策特別措置法」により、環境へのダイオキシン類の排出量は大きく減少し、食品中のダイオキシン類濃度や、大気や土壌中のダイオキシン類濃度も減少した。これにともない、日本人が1日に摂取するダイオキシン類の平均的な量も減少傾向にある。

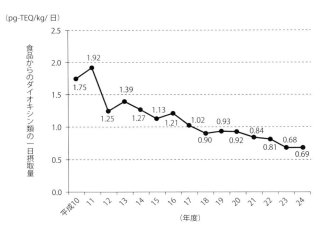

（厚生労働省「食品からのダイオキシン類一日摂取量調査（厚生労働科学研究）」）

図5－6　食品からのダイオキシン類の1日摂取量の経年変化
（環境省環境保健部環境リスク評価室「日本人における化学物質のばく露量について2015」、
環境省HP<http://www.env.go.jp/chemi/dioxin/pamph/cd/2015ja_full.pdf>より）

176　第Ⅴ章　現代社会の健康課題

表5-1　地球環境を守るための国際的な取り組み

| 項　目 | 主な対策 |
|---|---|
| 1．地球温暖化 | 温室効果ガスの排出抑制（京都議定書 1997年採択、2005年発効）<br>気候変動に関する政府間パネル（IPCC） |
| 2．オゾン層破壊 | オゾン層を破壊する物質に関するモントリオール議定書（1987年） |
| 3．酸性雨 | 東アジア酸性雨モニタリングネットワーク（EANET） |
| 4．黄砂対策 | 中国・モンゴル・韓国・日本・国際機関による共同調査・研究 |
| 5．森林破壊 | 熱帯林の保全、国際熱帯木材協定 |
| 6．生物種の減少 | ワシントン条約…絶滅のおそれのある野生動植物の種の国際取引に関する条約<br>ラムサール条約…特に水鳥の生息地として国際的に重要な湿地に関する条約<br>生物多様性保全条約 |
| 7．海洋環境保全 | ロンドン条約、OPRC条約 |
| 8．砂漠化 | 砂漠化対処条約（1994年パリ） |
| 9．有害廃棄物の越境移動 | バーゼル条約…有害廃棄物の国境を越える移動及びその処分の規制に関する<br>条約 |
| 10．環境と開発 | 持続可能な開発に関するヨハネスブルグ宣言、実施計画（2002年南アフリカ） |

（厚生労働統計協会編『図説　国民衛生の動向2014/2015』厚生労働統計協会、2014年、118頁参照）

## 1.4　放射能

　2011年3月11日の東日本大震災により引き起こされた福島第一原子力発電所事故により、放射性物質が大気中に放出され、汚染水が海洋へ流出した。土壌汚染による危険がある地域が指定されているほかに、水や食品の放射能汚染の問題が突きつけられている。

　私たちのまわりにはもともと放射性物質があり、もちろん食品の中にも存在した。生まれてきてからずっと食品を口にすることで、毎年0.4ミリシーベルトくらいを体に取り込んできたといわれる。それでは、原発事故後、食品から体に入る放射性物質は、どのくらい増えたのか。厚生労働省などが調べたところ、年間で0.02～0.003ミリシーベルト増えたという。これは、今まで食品から摂取されてきた量の、1/20～1/130くらいにあたる。仮に、最も増えた場合（0.02ミリシーベルト/年）で、80年間摂り続けて1.6ミリシーベルトになるといわれている。

　もともと受けてきた自然放射性物質からの放射線のほか、どのくらいの放射

線を受けると、私たちの健康に影響が出る可能性があるのか。科学的に確認されているのは、一生涯で100ミリシーベルト以上といわれる。

2012年４月、それまでの放射性物質を含む食品からの被曝線量の上限は、年間５ミリシーベルトであったが、それが引き下げられ、食べ続けたときに、その食品に含まれる放射性物質から生涯に受ける影響が十分小さく安全なレベルである、年間１ミリシーベルト以下になるように新しい基準値が定められた。基準値を超える食品が地域的に見つかった場合には、地域や品目ごとに出荷制限を行い、流通を止める措置がなされている。

福島第一原発事故に由来する食品中の放射性物質から長期的に受ける線量の大半は、放射性セシウムによるものとされている。厚生労働省は、国立医薬品食品衛生研究所に委託して、2014（平成26）年９〜10月に、全国15地域で、実際に流通する食品を購入し、食品中の放射性セシウムから受ける年間放射線量を推定した。調査の結果、食品中の放射性セシウムから、人が１年間に受ける放射線量は、0.0007〜0.0022ミリシーベルトと推定され、これは現行基準値の設定根拠である年間上限線量１ミリシーベルト/年の１％以下であり、きわめて小さいことが確かめられた、と発表されている（厚生労働省「食品中の放射性セシウムから受ける放射線量の調査結果（平成26年９・10月調査分）」、<http://www.mhlw.go.jp/stf/houdou/0000085157.html>、2015年５月）。

2015年２月、２号機原子炉建屋からの放射性物質を含む雨水が排水路を通じて海に流出していることが報道された。セシウム137の半減期は約30年。そのセシウムが海水中に溶け出すことで、生物の中に放射性物質が蓄積する生物濃縮が起きていくことが懸念される。山林で汚染された泥も河川に流れ込み、海に流入していく。魚や貝に取り込まれた放射性物質は、海水の濃度に比べて体内ではより高濃度となる。海水で濃度が薄まっているから安心だとはいえない。今後も検査・監視体制が重要となるであろう。

178　第Ⅴ章　現代社会の健康課題

# 2 新たな健康課題の出現

## 2.1　環境ホルモン（外因性内分泌かく乱物質）

　近年の新しい環境問題として「環境ホルモン」の問題が現れ、欧米を中心に
論議をよんだ。特に、レイチェル・カーソンの『沈黙の春』（1962）、シー
ア・コルボーンらの『奪われし未来』（1996）、デボラ・キャドバリーの『メ
ス化する自然』（1997）などが出版され、世界中に大きな衝撃を与えるととも
に、環境ホルモンに対する関心が高まった。

　世界各地で、精巣が異常に小さいオスのコイ、孵化しないウやワニの卵、ア
ザラシの免疫異常、雌雄同体の魚など、野生生物の生殖異常が発見され、研究
された。その原因として、人工的に作り出した合成化学物質が生物体内でホル
モンのように作用しているのではないか、ということが考えられはじめた。そ
してこのような一連の作用を及ぼす化学物質を外因性内分泌かく乱物質
（EDC：endocrine disrupting chemicals）と称し、日本では造語で「環境ホル
モン」とよばれるようになった。

　日本政府の見解では「内分泌系に影響を及ぼすことにより、生体に障害や有
害な影響を引き起こす外因性の化学物質」と定義されている。

　環境省では1998（平成10）年に「環境ホルモン戦略計画SPEED'98」を策
定して調査研究に取り組みはじめた。2009（平成21年）11月より、「化学物質
の内分泌かく乱作用に関する検討会」等において、今後の研究方針の検討およ
び重点的に実施すべき課題の抽出を進め、2010年7月に「化学物質の内分泌
かく乱作用に関する今後の対応— EXTEND2010 —」を取りまとめている。
（環境省「保健・化学物質対策」<http://www.env.go.jp/chemi/end/>参照）

### 1）ホルモンと環境ホルモン

　ホルモンとは、内分泌系の器官で合成・貯蔵され、必要に応じて微量が体液

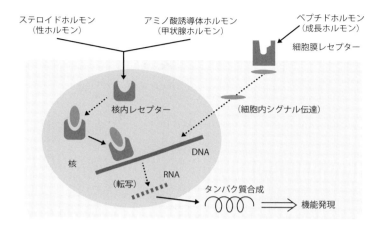

図5-7　ホルモンの構造と作用メカニズム
（国立環境研究所『環境儀』No. 17、コラム3「受容体の働き」、
<https://www.nies.go.jp/kanko/kankyogi/17/column3.html>より）

中に分泌されて生体内で作用し、内臓の働きを調節したり、性的成熟を促したりする物質の総称である。体液によって標的細胞に運ばれたホルモンは、特定の受容体（レセプター）と結合し、細胞内に入る。すると細胞のDNAが作用を受けてタンパク質が合成され、さまざまな作用を引き起こす（図5-7）。

　環境ホルモンは、生体でつくられるホルモンと構造が類似しており、レセプターをかく乱する。その結果、必要以上にタンパク質が合成されたり、間違ったタンパク質が合成されたりして、生体に異常が生じると考えられた。ホルモンの中でも特に性ホルモンなどのステロイド系ホルモンは、固有のタンパク質を合成させるため、環境ホルモンによって内分泌系がかく乱されると、特定の生殖機能異常が起きる。その他にも、環境ホルモンという異物が体内に入ることで、それを分解するための酵素が合成され、生体に必要なホルモンまで分解されてしまい、機能異常が生じることもある。すると、そのホルモンと密接に関係する免疫系が低下して感染症にかかりやすくなったり、神経系に影響が及ぶこともあるともいわれた。

　「内分泌かく乱作用」を持つ物質としては、医薬品として、ホルモン作用を

持つよう合成された、合成女性ホルモン。例えば、ピル（経口避妊薬）や、更年期障害の治療薬、流産防止薬として使用されたDES（ジエチルスチルベストロール）など。また、植物エストロジェン。一部の植物の中に含まれるホルモン様作用を持つ物質で、例えば、大豆の中に含まれるイソフラボン類などがある。

1999（平成11年）3月には、中央薬事審議会は「ピルの内分泌かく乱化学物質としてのまとめ」を発表した。ピルは、合成エストロジェンを含有する製剤であるので、これを服用した女性から服用後に排泄される合成エストロジェンの環境および環境を介した人体への影響が問題とされたのである。

現在まで「内分泌かく乱作用」がヒトに与える影響についても、調査研究が進められてきたが、これまでのところ、かつて医薬品として使われたことがあるDESでの例を除き、明らかに有害な影響が認められたことはない。特に内分泌系の1つである生殖器への影響が心配されたが、はっきりとした結論は出ていない。また免疫系・神経系など、内分泌系と関わりのある体内システムへの影響については、調査や研究が進められている段階である。（環境省「化学物質の内分泌かく乱作用に関するホームページ」<http://www.env.go.jp/chemi/end/endocrine/1guide/intro_q3.html>より）

## 2）化学物質の毒性

化学物質が人体に及ぼす毒性については、農薬を誤って飲んだ場合の中毒や、水俣病やイタイイタイ病のように工場などから排出された多量の有害物質が周辺住民に多大な被害を及ぼした例などがあげられる。これらの毒性は、大量の化学物質が一度に、または長期に、体内に蓄積された結果現れたものである。しかし環境ホルモンはごく微量で作用したり、次世代にも受け継がれたり、胎児期に受けた影響が成人してから発現するなど、これまでの化学物質とは異なる毒性を持つと考えられている。そして恐ろしいことに、どんな物質にどんな環境ホルモンが含まれ、人体にどのように作用するのかが立証されきっていないことが大きな問題なのである。

現在、メダカを使った試験法での化学品についての調査で、3つの化学品、4-ノニルフェノール、4-t-オクチルフェノール、ビスフェノールAについては、内分泌かく乱作用があると考えられている。

　この中で、合成洗剤などに含まれ、また、加熱時のラップフィルムから溶出するノニルフェノールなどは、蓄積性が低い。コイをメス化する原因として考えられているが、人間の体内にはノニルフェノールを体外に排出するシステムもあるため、毒性のない代用品に切り換えれば体内の濃度は減少するであろう。

　ビスフェノールAは、電子レンジで使用される耐熱食器などに使われるポリカーボネイト樹脂の原料である。この化学物質は、女性ホルモンであるエストロジェンに類似した作用を持つ環境ホルモンの1つとされる。環境NGOの調査によると、ポリカーボネイト樹脂製の哺乳ビンに95℃の湯を入れて置いておくと、3.1〜5.5ppbのビスフェノールAが検出された（1ppb＝10億分の1、濃度の単位）。生後、エストロジェンに多く触れることにより発がん率の上がる乳がんの細胞を増殖させるためには、2〜5ppbのビスフェノールAが存在すれば充分であるという実験結果報告を考えると、生体に何らかの影響が心配された。

　また、小・中学校の給食容器に耐熱性に優れたポリカーボネイト樹脂製のものを使用している学校が多いことも、問題になった。文部省の食器使用状況調査では、1994（平成6）年頃から採用校が増え、1998（平成10）年には40.1％であった。しかし、それらの容器を油や95℃の湯に浸した実験の結果、200検体中64検体から1〜67ppbのビスフェノールAが検出されたことから、各学校での採用が見直されることになった。

　4-オクチルフェノールは、わが国の淡水域の水質中や底質中で多く検出されている物質である。4-オクチルフェノールの主な用途は、接着剤、印刷インキやワニスに用いられる油溶性フェノール樹脂の原料ならびに工業用の界面活性剤として用いられるポリ（オキシエチレン）オクチルフェニルエーテルの原料である。4-t-オクチルフェノールは、野外環境中で検出される濃度と水生生物への毒性を勘案すると、水生生物への影響が懸念されることから、水生

生物保全に係る水質目標値の検討が必要と考えられ、環境中濃度や水生生物に影響を及ぼすレベルについての科学的知見の集積が行われてきている。なお、内分泌かく乱作用による水生生物への影響については、現在、試験法の開発が進められている。（環境省「4-t-オクチルフェノール（4（1,1,3,3-テトラメチルブチル）フェノール）の水生生物保全に係る水質目標値について」<https://www.env.go.jp/council/09water/y094-13/mat03.pdf>参照）

　さらに、耐熱性、絶縁性や非水溶性など優れた性質を持っていたため変圧器やコンデンサ・安定器などの電気機器用絶縁油や感圧紙、塗料、印刷インキの溶剤などに、幅広く利用されたPCB（ポリ塩化ビフェニル、1968（昭和43）年に食品公害「カネミ油症事件」を引き起こし、1972年に製造禁止）や殺虫剤として用いられたDDT（1971年に使用禁止）、船底塗料として用いられていたTBT（トリブチルスズ、1990年より製造・輸入・使用禁止）は蓄積性があり、長期間にわたって環境に存在して内分泌かく乱作用を及ぼす可能性がある。これらは世界各地の海洋・大気中から検出される。PCBなどは、製造禁止となったが、2001（平成13）年に「ポリ塩化ビフェニル廃棄物の適正な処理の推進に関する特別措置法（PCB廃棄物特別措置法）」が制定されるまでは、PCB含有変圧器・コンデンサ等の使用が継続された。また、使用中止後、保管中の事故や産廃処理過程での漏出などによってPCBの環境汚染が続いた。また、これらは脂肪に溶け込みやすい性質も持っており、母乳を通して母体から乳児へと移行し、次の世代にまで影響を及ぼすことも報告されている。

　おもちゃなど塩化ビニール製品を柔らかくするための可塑剤であるフタル酸エステル類は、発がん性やエストロジェン類似作用があると考えられた。乳幼児が口に入れる可能性のあるおもちゃについて調査したところ、WHOの国際がん研究機関（IARC）の基準に照らして「ヒトに対して発がん性のある可能性がある」2Bランクに相当するフタル酸ジ（2-エチルヘキシル）が9品目中7品目で検出された。特に、乳幼児用のおもちゃや、歯が生えてきたときにか

ませるおもちゃ（おしゃぶりや歯固めなど）などからフタル酸エステル類がしみ出すことが、世界各地で懸念された。

　日本では、2010（平成22）年9月6日付け厚生労働省告示により、食品衛生法に基づく指定おもちゃの規格（食品、添加物等の規格基準）が改正され、フタル酸エステル類の規制が強化されている。

## 3）環境ホルモンの影響と対策

　このように、微量で長期間悪影響を及ぼし、場合によっては次世代にまで影響する環境ホルモンを、よく認識し排除することは、健康な生活を送るために大切なことである。まだ、どの物質が環境ホルモンとして作用し、どこに含まれているかは立証されていないが、わかっているものだけでも避ける必要があるだろう。近年、環境ホルモンの影響がヒトに現れる可能性として、次のようなことがあげられている。

### ①　精子の減少

　デンマーク・フランス・アメリカなどで、男性の精子が減少しているという報告がある。日本でも、近年の20歳代と中年世代の男性について精子数を比較した報告があり、20歳代の精子数は中年世代の60％であり、精液量も少なかったというものである。

### ②　がんの増加

　アメリカで、流産防止剤を飲んでいた母親から生まれた子どもたちが、思春期に次々と膣がんを発症した。また、近年の30歳代男性に精巣がんが多いという調査結果もある。

　乳がんは、化学物質の合成が盛んになった1940年代から増加傾向にあるといわれている。

### ③　神経系への影響

　胎児期からしばらくの間、甲状腺ホルモンが不足すると、知能障害や運動障害をともなうクレチン症になる。1998年までの15年間にクレチン症は3倍に増加した。この原因を、ダイオキシン類とする報告がある。

### ④ 免疫系への影響

　ダイオキシン類は、免疫系に重要な胸腺を萎縮させる作用があり、その結果免疫力が低下し、感染症にかかりやすくなる。

### ⑤ 母乳による影響

　母乳に含まれるダイオキシン類が、乳児のアトピー性皮膚炎を引き起こす原因とする報告がある。NGO「ダイオキシン問題を考える会・Dネット」は、人工乳哺育と母乳哺育でどちらがアトピー性皮膚炎になりやすいかを研究・報告した。その結果、人工乳哺育の場合、生後1か月の新生児でアトピー性皮膚炎の発症率が6.5％で最大となり、その後低下する傾向があった。母乳哺育の場合は、発症率が徐々に増加し続け、生後12か月では8％に達したというものである。


以下に生活上の留意点をあげるので、参考にしてほしい。

＊　ダイオキシン類の汚染が激しい沿岸の魚（養殖魚を含む）を避ける。

＊　緑黄色野菜を食べる。

＊　ダイオキシンをよく吸着する食物繊維をとる。

　食物繊維がダイオキシン類の排出に役立つといわれている。セルロース・米ぬか・クロロフィリン・クロロフィルをラットのエサに混ぜたところ、糞に排出されるダイオキシン類の量が3倍前後に増加したのである。これは、肝臓で代謝されて腸へ送られたダイオキシン類が小腸で再吸収されるとき、食物繊維や葉緑素に吸着されて排出されるためだと考えられる。

　ただし、ダイオキシン類は土壌中に含まれ、大気中からも雨とともに降下することを考え、野菜をよく洗って摂取する必要がある。

＊　合成洗剤の使用を避ける。

＊　環境ホルモンを排出しないよう留意する。

　有機塩素系のダイオキシンは、塩化ビニールを燃やすことによって大気中に排出されるといわれる。したがって塩化ビニールを多く含む製品（ラップや発泡スチロールなど）を不燃ゴミとして分別する習慣をつけたい。合成洗

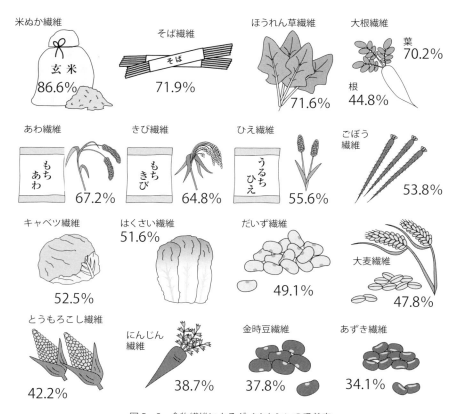

図5-8　食物繊維によるダイオキシンの吸着率
（2000年度福岡県保健環境研究所研究、森田邦正「ダイオキシン類の排泄促進に関する研究」参照）

剤の使用量を少なくすることも可能であろう。

　以上の他にも、特に妊娠初期には胎児へ有害物質が移行しやすいことを考慮し、注意したいものである。

　厚生労働省所管の食品衛生法で定める化学物質の基準値は、環境ホルモンの作用を考慮して決められたものではない。その作用が、まだ調査中の段階だというのである。次々に化学物質が合成され、安全性が検証されないまま周囲にあふれる現在、安全な生活環境と健康は、自らの力で守っていくことが必要なのかもしれない。

リスクに関する情報を含め、各種の情報が正しく伝わることが、環境ホルモン問題の大きな課題の1つである。「誤解」や「情報の一部のみ」がひとり歩きすることがある。情報については、その後の新しい研究結果にアクセスすることが必要である。

ヒトに対する環境ホルモンの影響を明確化するために、今後の研究課題として以下のことが重要となってきている。大学での研究課題の例として下記のようなことがあげられている。

### ① 低用量曝露による影響

従来の毒性学の概念では、曝露量（体に取り込まれる量）が多くなればそれだけ身体に対する影響は大きくなり、逆に曝露量が少なければ影響は少なくなる（あるいはなくなる）というのが一般的であった。しかし環境ホルモンの場合は、従来影響はないと考えられていた極微量でも身体に対して影響を及ぼしうる可能性が指摘されている。実際にどのような物質がどの程度の量で悪影響を及ぼすのか、またそのメカニズムはどうなっているのかについても、明らかにされる必要がある。

### ② 複合曝露の影響の評価

1つひとつの化学物質の身体への影響を見極めることは大変重要であるが、それだけではすでに多種類の化学物質にさらされている現在の状態を評価することはできない。複合曝露の影響を評価するには、現時点で身体がどのように反応しているかを調べ、どのような健康上のリスクを負っているのか予測できるようになることが重要となる。

### ③ トキシコゲノミクス（毒性ゲノム学：toxicology（毒性学）とgenomics（ゲノム学）の合成語）

薬物を動物や細胞に与えて遺伝子に発現する変化の解析を行うことにより、遺伝子レベルで毒性発現メカニズムの解明や毒性予測を行う研究を進める。

### ④ 感受性要因に注目した影響評価

化学物質に対しても敏感に反応する人とそうでない人がいる。このような

化学物質に対する個人差について、遺伝子の個人差（遺伝子多型）の面から研究する必要がある。

⑤　**胎児曝露の実態調査**

　出生時の臍帯（へその緒）および臍帯血に含まれる化学物質を測定したこれまでの調査により、日本人胎児が比較的多種類の化学物質に曝露されていることが明らかになりつつあるという。これらの化学物質は母親から胎盤を通過して胎児に移行したものと考えられるが、化学物質（および天然物質）の中には容易に胎盤を通過してしまうものや、逆に母体側よりも胎児側で高濃度に検出されるようなものもある。

　どのような物質にどの程度曝露すると健康に影響が現れるのか、あるいはどの程度なら問題ないのかを見極めるために、現状を把握することが必要である。

## 2.2　食中毒O-157

　腸管出血性大腸菌感染症は、主として、食物感染をする食中毒として、新たな健康問題として拡大している。その中でも病原性大腸菌O-157は、1996（平成 8 ）年度に大流行して以来毎年死者を出している。

　人の腸内には、たくさんの大腸菌が存在するが、そのほとんどが無害か、善玉菌である。ところが、大腸菌の中には、下痢や出血を引き起こす悪玉菌もいる。これを病原性大腸菌とよび、菌の成分であるO抗原を持つ大腸菌173種のうち、157番目に発見されたのでO-157と名づけられている。また、H抗原も持つ57種のうち 7 番目ということで、O-157H7というタイプであると表される。

　O-157の毒性のもとは、ベロ毒素という物質である。ベロ毒素はヒトの大腸上皮細胞に取りつき、大腸の細胞を壊していく。患者には激しい下痢・下血の症状をもたらす。それだけではなく、血液中にも入って赤血球を壊し、他の臓器に入ってその組織を破壊する。

表 5−2　O−157感染防止のための日常生活における注意

① 手洗いを徹底しましょう
・調理する前、食事をする前、帰宅後、排便後などは石けんと流水でこまめに洗い、きれいなタオルで拭きましょう。
② 便をしたら？
・患者さんの便などを処理する場合は、ゴム手袋を使用しましょう。その後は、石けんを使い流水で十分に洗ってください。
・O−157の疑いが濃ければ、逆性石けん・70%アルコールなどを使い十分な手洗いを行ってください。
・便座カバーは使用せず、便座および便器は毎日トイレ用洗剤で清潔を保ってください。
③ 衣類・タオルの洗濯は？
・患者さんの衣類は、その他の洗濯物と分けて洗いましょう。
・熱いお湯や家庭用の漂白剤の使用で消毒効果が得られます。
・その後は、乾燥機を使用するか天日で十分に乾燥させましょう。
④ お風呂は？
・患者さんがお風呂を使用する場合、発病後約1か月は幼少児とは一緒に入らず、最後に入浴させてください。浴槽のふちにまたがったり、座ったりせず、シャワーで洗い流してください。
・使用後のお湯は捨てて、浴槽は100倍に薄めた逆性石けん液で拭くか、熱いお湯を流しましょう。
⑤ 食べ物や食器は？
・O−157は75℃、1分間の加熱で死滅します。
　加熱すべき食品は内部まで十分に火を通してください。
・まな板、ふきん、包丁、食器などは十分に洗った後よく乾燥させてください。
・消毒する場合は熱湯を用いたり、食器用の塩素系漂白剤を300〜500倍に薄めて10分以上つけてください。
⑥ 旅行やプールは？
・症状が消失してから2週間くらいは、旅行や水泳は控えましょう。
・プールは適正に管理されて有効な塩素濃度が保たれている場合は、安全であると考えられています。
⑦ 飲み水は？
・水道水は塩素消毒を行っていますので安全です。
・水道水を一度受水槽に受け供給している、ビル、マンション等では管理を怠ると消毒効果がなくなるおそれがありますので、管理を徹底しましょう。

O-157は、ヒトの便やウシの便からも検出される。大腸菌は食物を介して経口感染することを考えると、便に混ざるO-157が付いた牛肉を食べたり、他の食物に付いた物を食べて感染したと考えるのが自然である。1996年にはカイワレ大根、1998年にはイクラがその原因物質と推定されたが、どのような経路からO-157が侵入したのかは不明である。

病原性大腸菌O-157には、次のような特徴がある。

① 熱に弱いので75℃で1分以上加熱すると死滅する。

② 消毒効果が高いので、逆性石けん、アルコールなどで死滅する。

③ 食中毒菌は通常100万個以上ないと感染しないが、わずかな菌でも発症する。

これらの要素を考えると、O-157の感染を防止するためには、肉類の買い置きは避ける。肉類の生食を避ける。できるだけ加熱調理する。その際には、75℃以上の高温で1分間以上を心掛ける。肉であれば中心部まで加熱する。野菜類は流水でよく洗う。まな板、包丁、ふきんなどはよく洗い、消毒を怠らない。石けんを使い手洗いをまめに行う。特に排便後は丁寧にする。これらのことを常に意識し、実践していくことで家庭においては十分予防につながる。

これまでのO-157の発症時の医療体制を振り返ると、十分適切な処置が取られてこなかったという批判が一部にある。マスコミが書き立てることにより、人々の混乱を強調することにもなった。同じ物を食べても食中毒になる人、ならない人もいる。免疫力に対する反応で症状の軽い人も重い人もいる。救急システムの体制を確立し、適切な治療が行われることが重要である。

## 2.3 感染症：ウイルスとの戦い

ヒトからヒトへうつる病気を感染症ということはこれまでにも述べてきた。感染症を引き起こす原因物質には、ウイルス、細菌、カビなどのいわゆる微生物がある。細菌やカビは、独自に細胞を構成し、単細胞生物体として、あるい

は複数の細胞が集まって多細胞生物体として生きており、細胞分裂を繰り返しながら存在し、他の生物が取り込んで病気を引き起こすことになる。しかし、ウイルスの構造はきわめて単純で、細胞を持たず単体では生きていくことはできない。他の生物（宿主）の細胞に侵入し増殖していくという特徴を持っており、ある意味寄生しながら病気を引き起こし、宿主を死に至らしめる場合が多い。（感染症の分類は参考資料12、現在流行が心配されている感染症については、国立感染症研究所HP <http://www.nih.go.jp/niid/ja/>を参照してほしい。）

　ウイルスはラテン語の「毒液」を意味するVirusに由来しており、日本ではドイツ語読みの「ビールス」という呼び方もしていたが、現在では「ウイルス」という呼称で統一されている。ウイルスの大きさは、平均で100nm（1ナノメートル＝100万分の1ミリメートル）といわれ、当然のことではあるが、目で見ることはできず、電子顕微鏡の世界である。ウイルスと人間とは人類の誕生以来戦いを続け、これまでにも幾度となく根治された病気も少なくない。天然痘、肝炎、狂犬病、インフルエンザなどは、これに対抗するワクチンが開発され、病気の予防や治療が確立されてきた。しかしながら、エボラ出血熱、重症急性呼吸器症候群（新型肺炎、SARS）、強毒性鳥インフルエンザなどの新型ウイルスには、現在のところ有効なワクチンや治療法がなく、一度感染が始まると感染爆発（パンデミック）が予想され、世界的な問題となっている。

## 1）ノロウイルス

　非細菌性急性胃腸炎を引き起こすウイルス。日本では、冬場に多く見られる食中毒の原因となるウイルスの1つで、患者数は増加傾向にある。11月くらいから発生件数が増加しはじめ、12〜翌年1月が発生のピークとなっている。2013（平成25）年の食中毒発生状況によると、ノロウイルスによる食中毒は、総件数のうちの35.2％、総患者数20,802名のうち12,672名（60.9％）を占めている。病因物質別に見ると、事件数、患者数ともに第1位である。なお、ノロウイルスによる食中毒の報告数は増加傾向にあるが、この理由としては、ノロウイルス食中毒自体の増加のほか、検査法の改善やノロウイルスに対する知識

の浸透による報告割合の向上が考えられる。（詳しくは、厚生労働省「ノロウイルスに関するQ&A」、<http://www.mhlw.go.jp/stf/seisakunitsuite/bunya/kenkou_iryou/shokuhin/syokuchu/kanren/yobou/040204-1.html>）

　ノロウイルスによる感染症は「感染性胃腸炎」の１つで、多くは軽症に経過する疾患である。ノロウイルスの潜伏期間は24〜48時間とされ、発病すると１日10回以上の嘔吐、激しい腹痛と下痢、発熱、胃腸炎などの症状が見られる。このような症状は数日続いた後に治まる場合が多いが、全く症状の出ない場合もまれにある。小さな子どもや65歳以上の高齢者がかかると、脱水症状を起こしやすく、重症になる場合が多いので、水分補給を十分にすることが必要である。

　原因は、魚介類、特に二枚貝、蠣（かき）などからの感染が多いといわれる。これは、魚介類の餌であるプランクトンにこのウイルスがあり、十分な熱処理を加えずに食べたときに起こす場合が多い。主たる感染経路として、糞便や吐瀉物（としゃ）に直接触ることや、これらが乾燥し空気中に飛散したノロウイルスを取り込んだときに感染を起こす。ノロウイルスは感染力が強いので、感染者と生活を共にする場合には、感染の可能性がきわめて高くなる。現在、ワクチンは開発されておらず、有効な治療法もない。予防としては、手洗いの励行、食材の加熱処理（中心部が85〜90℃で90秒以上の加熱）が必要である。ノロウイルスは、他のウイルスと異なり、多くの遺伝子の型があるために、一度かかっても二度三度とかかる場合が多いこともわかっている。

## 2）エボラ出血熱

　エボラ出血熱は、エボラウイルスを病原体とする急性の感染症である。必ずしも出血症状をともなうわけではないことなどから、近年ではエボラウイルス病（Ebola virus disease：EVD）と呼ばれることが多い。エボラウイルスは感染力が強く致死率も高い（50〜90％）、危険なウイルスの１つである。2014年３月以降、西アフリカのギニア、シエラレオネおよびリベリアを中心に流行した。感染してから発病までの潜伏期間は、２〜21日（通常は７〜10日）とさ

れる。発症すると急に高熱が出て、頭や腹部の痛みが生じ、さらに進行すると体細胞を構成するタンパク質を分解し、呼吸器や消化器からの出血をともない、最終的には死に至らしめるものである。しかし、エボラ出血熱は咳やくしゃみを介してヒトからヒトに感染するインフルエンザ等の疾患とは異なり、簡単にヒトからヒトに伝播する病気ではない。

　エボラ出血熱は、1976年にスーダンとコンゴ民主共和国（旧ザイール）で初めて確認された。最初の死亡患者がエボラ川付近の出身であったということからエボラ出血熱という名前が付いたといわれている。エボラウイルスの自然宿主は野生動物、特にコウモリと推定されている。まず、感染野生動物の体液と接触することでヒトが感染し、症状が出ている患者の体液等（血液、分泌物、吐物・排泄物）や、体液等に汚染された物質（注射針など）に十分な防護なしに触れた際、ウイルスが傷口や粘膜から侵入することで、さらにヒトに感染する。家族が遺体を触って感染したり、医療従事者が二次感染することがある。2015年現在、ワクチンや治療薬は開発中で対処療法にとどまっており、患者が出た場合には隔離して感染の拡大を防ぐほかない。（新しい情報は、厚生労働省「エボラ出血熱に関するQ&A」、<http://www.mhlw.go.jp/bunya/kenkou/kekkaku-kansenshou19/ebola_qa.html>などを参照してほしい）

## 3）強毒性新型インフルエンザ

　インフルエンザはインフルエンザウイルスを病原体として引き起こされる感染症である。通常の風邪（普通感冒）とは異なる疾病であり、強毒性の新型インフルエンザが発生すると世界的に大流行（パンデミック）が起こり、多くの死者を出す可能性がある。

　インフルエンザのウイルスは、A型、B型、C型の3種類がある。この中で新型インフルエンザとして大流行を引き起こすのはA型と考えられている。A型のウイルスが表面に持つH（ヘマグルチニン）が16種類、N（ノイラミニダーゼ）が9種類あり、その組み合わせで理論的には16×9＝144種類の亜型があることになる。鳥インフルエンザにも弱毒性と強毒性があり、現在最も心配

表5-3 風邪とインフルエンザの違い

|  | 風邪（普通感冒） | インフルエンザ（流行性感冒） |
|---|---|---|
| 発症時期 | 1年を通して発生 | 冬季、乾燥期に多く発生 |
| 病原体 | ライノウイルス、アデノウイルス、コロナウイルス | インフルエンザウイルス |
| 症状 | 上気道（鼻咽頭）症状：鼻水、鼻づまり、くしゃみ、発熱 | 全身症状：発熱、悪寒、頭痛、倦怠感、関節痛 |
| 発熱の程度 | 通常の場合、37℃くらいの微熱 | 38〜40℃の高熱 |
| 潜伏期間 | 1〜5日間で発症 | 1〜3日間で発症 |

されている新型の鳥インフルエンザ（H5N1）（病原体はH5N1亜型鳥インフルエンザウイルス）が流行すると、世界中でパンデミックが起こり、日本の厚生労働省の試算でも国内で、3,200万人がこの病気にかかり、64万人の死者が出ると予想されている。これまでの新型インフルエンザ発生の歴史を見ても、1918年のスペイン風邪（死者数4,000〜5,000万人、第一次世界大戦中でもあり死者数は予想）、1957年のアジア風邪（死者数約200万人）、1968年の香港<sub></sub>風邪（死者数約100万人）など、新型が発生し流行したときには多くの患者が亡くなっている。しかし、これらのインフルエンザウイルスはいずれも弱毒性であった。

　通常のインフルエンザ（季節性インフルエンザ）の場合には、ほとんどの人が過去にそのインフルエンザにかかっていたり、ワクチンが開発されて基礎免疫を持っているので、感染しても高齢者や病気を持っている人でなければ重症化することはないと考えられている。しかし、新型（H5N1）のインフルエンザウイルスは桁違いに毒性が強く、一気に感染が広がり、感染すると発熱、咳、多臓器不全などの症状の重症化が予想される。新型の場合には、発生してみないとそのインフルエンザ株がどのような型かがわからないために、有効なワクチン製造までに半年から1年以上の時間が必要とされ、その間に死者が出てしまうと考えられる。インフルエンザウイルスは、飛沫感染と接触感染により感染が広がる。したがって、私たちができる感染予防の対策としては、人混みを避ける。通勤、通学、買い物は極力避ける。電車やバスには乗らない。マスク

とうがい、手洗いの励行を心がけることが重要となる。また、ウイルスは低温、低湿を好むので乾燥を避け、加湿器などを利用して室内を適度な湿度（50〜60％）に保つことも効果がある。治療としては、タミフル等を用いた対処療法が実施されている。

---

### 地球温暖化と健康への影響

**１．気温の上昇によるもの**

①熱中症や食中毒の増加、暑熱ストレスによる免疫不全からの疾病の発症・悪化

②感染症媒介動物の増加・生息域の拡大・北上などによる感染症の発生・拡大

③干ばつ等による農業生産量の低下による栄養失調や餓死

④光化学スモッグ等の局地的な高濃度発生による直接的な健康障害

　　大気汚染との複合影響による喘息やアレルギー疾患の増加

⑤水源の水質悪化による下痢や感染症の発生

⑥害虫分布域拡大による刺咬症や植生の変化による各種アレルゲン分布の変動

**２．海水温の上昇によるもの**

①巨大台風の発生、高潮、激しい豪雨による洪水での怪我や死亡

　　被災地での浸水後の感染症の発生

　　甚大な被害後のうつ病や、PTSD（心的外傷後ストレス障害）の発症

②海水中の細菌数の増加による感染症や皮膚疾患の発症

③雨量の増加による感染症媒介動物の増加、分布域の変化・拡大

| 蚊媒介感染症 | デング熱、チクングニア熱、日本脳炎、マラリア、ウエストナイル熱　など |
|---|---|
| 水系感染症 | コレラ、細菌性赤痢、腸チフス、大腸菌下痢症　など |

＊日本でも、デング熱・チクングニア熱を媒介するヒトスジシマカの分布域の北上や、下痢・腹痛や皮膚疾患などを起こすビブリオ・バルフィニカスという菌の近海での検出域の北上が見られる。熱帯・亜熱帯生物の侵入にも注意が必要。

〈参考資料〉

## 資料１Ａ　世界保健機関保健憲章前文（英文）

【Constitution of The World Health Organization】

THE STATES Parties to this Constitution declare, in conformity with the Charter of the United Nations, that the following principles are basic to the happiness, harmonious relations and security of all peoples:

Health is a state of complete physical, mental and social well-being and not merely the absence of disease or infirmity.

The enjoyment of the highest attainable standard of health is one of the fundamental rights of every human being without distinction of race, religion, political belief, economic or social condition.

The health of all peoples is fundamental to the attainment of peace and security and is dependent upon the fullest co-operation of individuals and States.

The achievement of any State in the promotion and protection of health is of value to all.

Unequal development in different countries in the promotion of health and control of disease, especially communicable disease, is a common danger.

Healthy development of the child is of basic importance; the ability to live harmoniously in a changing total environment is essential to such development.

The extension to all peoples of the benefits of medical, psychological and related knowledge is essential to the fullest attainment of health.

Informed opinion and active co-operation on the part of the public are of the utmost importance in the improvement of the health of the people.

Governments have a responsibility for the health of their peoples which can be fulfilled only by the provision of adequate health and social measures.

ACCEPTING THESE PRINCIPLES, and for the purpose of co-operation among themselves and with others to promote and protect the health of all peoples, the Contracting Parties agree to the present Constitution and hereby establish the World Health Organization as a specialized agency within the terms of Article 57 of the Charter of the United Nations.

（WHOのHP<http://apps.who.int/gb/bd/PDF/bd47/EN/constitution-en.pdf?ua=1&ua=1>より）

## 資料1B　世界保健機関保健憲章前文（和文）

### 【世界保健機関憲章前文】（日本WHO協会仮訳）

　この憲章の当事国は、国際連合憲章に従い、次の諸原則が全ての人々の幸福と平和な関係と安全保障の基礎であることを宣言します。

　健康とは、病気ではないとか、弱っていないということではなく、肉体的にも、精神的にも、そして社会的にも、すべてが満たされた状態にあることをいいます。

　人種、宗教、政治信条や経済的・社会的条件によって差別されることなく、最高水準の健康に恵まれることは、あらゆる人々にとっての基本的人権のひとつです。

　世界中すべての人々が健康であることは、平和と安全を達成するための基礎であり、その成否は、個人と国家の全面的な協力が得られるかどうかにかかっています。

　ひとつの国で健康の増進と保護を達成することができれば、その国のみならず世界全体にとっても有意義なことです。

　健康増進や感染症対策の進み具合が国によって異なると、すべての国に共通して危険が及ぶことになります。

　子供の健やかな成長は、基本的に大切なことです。そして、変化の激しい種々の環境に順応しながら生きていける力を身につけることが、この成長のために不可欠です。

　健康を完全に達成するためには、医学、心理学や関連する学問の恩恵をすべての人々に広げることが不可欠です。

　一般の市民が確かな見解をもって積極的に協力することは、人々の健康を向上させていくうえで最も重要なことです。

　各国政府には自国民の健康に対する責任があり、その責任を果たすためには、十分な健康対策と社会的施策を行わなければなりません。

　これらの原則を受け入れ、すべての人々の健康を増進し保護するため互いに他の国々と協力する目的で、締約国はこの憲章に同意し、国際連合憲章第57条の条項の範囲内の専門機関として、ここに世界保健機関を設立します。

（社団法人日本WHO協会HP<http://www.japan-who.or.jp/commodity/kensyo.html>より。
定訳は外務省条約データ検索で参照のこと）

## 資料2 「生活習慣病」という概念

【「生活習慣病」という概念の導入について】

（1） 生活習慣に着目した疾病概念の導入の必要性

　「成人病」という概念は、医学用語ではなく、昭和30年代に、「主として、脳卒中、がん、心臓病などの40歳前後から死亡率が高くなり、しかも全死因の中でも上位を占め、40～60歳くらいの働き盛りに多い疾病」として行政的に提唱されたが、その後、加齢にともなって罹患率が高くなる疾患群という意味として国民の間に定着している。

　「成人病」という概念は、加齢という現象はやむを得ないものであり、一定の年齢になった段階で早期発見・早期治療を行うことが効果的であるという認識を醸成してきており、国民の検診に対する受診行動を推進する上で大きな役割を果たしてきたことは、評価されるべきである。

　一方、前述したように、成人病の発症には生活習慣が深く関与していることが明らかになっており、これを改善することにより疾病の発症・進行が予防できるという認識を国民に醸成し、行動に結びつけていくためには、新たに、生活習慣に着目した疾病概念を導入し、特に一次予防対策を強力に推進していくことが肝要である。

　また、生活習慣は、小児期にその基本が身につけられるといわれており、このような疾病概念の導入により、家庭教育や学校保健教育などを通じて、小児期からの生涯を通じた健康教育が推進されることが期待できる。

　さらに、疾病の罹患によるQOLの低下が予防されるとともに、ひいては、年々増大する国民医療費の効果的な使用にも資するものと考えられる。

　但し、疾病の発症には、「生活習慣要因」のみならず「遺伝要因」、「外部環境要因」など個人の責任に帰することのできない複数の要因が関与していることから、「病気になったのは個人の責任」といった疾患や患者に対する差別や偏見が生まれるおそれがあるという点に配慮する必要がある。

（2） 生活習慣に着目した用語の例

　近年・わが国において生活習慣に着目した疾病の呼称としては、「習慣病（日野原重明、1978）」、「生活習慣病（川久保清、1991）」などの用語が認められる。

　一方、諸外国においては、いわゆる「成人病」や生活習慣が関与する疾患群についていくつかの呼称が認められる。

米国においては「chronic disease（慢性疾患）」が、英国においては「life-style related disease（生活様式関連病）」や「chronic degenerative disease（慢性退行性疾患）」が、フランスにおいては「maladies de comportement（生活習慣病）」が用いられている。

　また、ドイツにおいては、心臓病、循環器病、腎臓病、糖尿病等の「Zivilisationskrankheit（文明病）」という記載がある他、スウェーデンにおいては、生活が裕福になるほどかかりやすい病気という意味で「välfärdssjukdomar（裕福病）」という用語がみられる。

（3）　「生活習慣病」の定義、範囲及び「成人病」との関係

　以上のことから、今後、生活習慣に着目した疾病概念の導入にあたっては、「生活習慣病（life-style related diseases）」という呼称を用い、「食習慣、運動習慣、休養、喫煙、飲酒等の生活習慣が、その発症、進行に関与する疾患群」と定義することが適切であると考えられる。

　「生活習慣病」の範囲については、以下に例示するような生活習慣と疾病との関連が明らかになっているものが含まれる。

　食 習 慣：インスリン非依存糖尿病、肥満、高脂血症（家族性のものを除く）、高尿酸血症、循環器病（先天性のものを除く）、大腸がん（家族性のものを除く）、歯周病　等

　運動習慣：インスリン非依存糖尿病、肥満、高脂血症（家族性のものを除く）、高血圧症　等

　喫　　煙：肺扁平上皮がん、循環器病（先天性のものを除く）、慢性気管支炎、肺気腫、歯周病　等

　飲　　酒：アルコール性肝疾患　等

　「成人病」との関係については、「成人病」は加齢に着目した疾患群であり、生活習慣に着目した「生活習慣病」とは概念的には異なるものである。

　一方、それぞれの疾病概念に含まれる疾患については、いずれも年齢あるいは生活習慣の積み重ねにより発症・進行する慢性疾患であり、また、その発症には複数の要因が大なり小なり関与するものと考えられるので、「成人病」に含まれる疾患と「生活習慣病」に含まれる疾患は重複するものが多い。

（厚生省保健医療局「'98生活習慣病のしおり」より）

## 資料3　健康づくりのための身体活動基準2013

【健康づくりのための身体活動基準2013】

○身体活動（＝生活活動※１＋運動※２）全体に着目することの重要性から、「運動基準」から「身体活動基準」に名称を改めた。

○身体活動量の増加でリスクを低減できるものとして、従来の糖尿病・循環器疾患等に加え、がんやロコモティブシンドローム・認知症が含まれることを明確化（システマティックレビューの対象疾患に追加）した。

○こどもから高齢者までの基準を検討し、科学的根拠のあるものについて基準を設定した。

○保健指導で運動指導を安全に推進するために具体的な判断・対応の手順を示した。

○身体活動を推進するための社会環境整備を重視し、まちづくりや職場づくりにおける保健事業の活用例を紹介した。

| 血糖・血圧・脂質に関する状況 | | 身体活動（＝生活活動＋運動） | | 運動 | | 体力（うち全身持久力） |
|---|---|---|---|---|---|---|
| 健診結果が基準範囲内 | 65歳以上 | 強度を問わず、身体活動を毎日40分（＝10メッツ・時／週） | 今より少しでも増やす（例えば10分多く歩く） 〈世代共通の方向性〉 | — | 運動習慣をもつようにする（30分以上の運動を週2日以上） 〈世代共通の方向性〉 | 性・年代別に示した強度での運動を約3分継続可 |
| | 18～64歳 | 3メッツ以上の強度の身体活動を（歩行又はそれと同等以上）毎日60分（＝23メッツ・時／週） | | 3メッツ以上の強度の運動を（息が弾み汗をかく程度）毎週60分（＝4メッツ・時／週） | | |
| | 18歳未満 | 【参考】幼児期運動指針：「毎日60分以上、楽しく体を動かすことが望ましい」 | | — | | — |
| 血糖・血圧・脂質のいずれかが保健指導レベルの者 | | 医療機関にかかっておらず、「身体活動のリスクに関するスクリーニングシート」でリスクがないことを確認できれば、対象者が運動開始前・実施中に自ら体調確認ができるよう支援した上で、保健指導の一環としての運動指導を積極的に行う。 | | | | |
| リスク重複者又は受診勧奨者 | | 生活習慣病患者が積極的に運動をする際には、安全面での配慮が特に重要になるので、かかりつけの医師に相談する。 | | | | |

※１　生活活動：日常生活における労働、家事、通勤・通学などの身体活動。

※２　運　　動：スポーツなど、特に体力の維持・向上を目的として計画的・意図的に実施し、継続性のある身体活動。

（厚生労働省「健康づくりのための身体活動基準2013（概要）」
<http://www.mhlw.go.jp/stf/houdou/2r9852000002xple-att/2r9852000002xppb.pdf> より）

# 資料4　ニコチン依存度チェック

## 【TDSニコチン依存度テスト】

| | すでに禁煙をはじめた方は、禁煙する前の状態に照らしてお答えください。 | | |
|---|---|---|---|
| | 設問内容 | はい<br>1点 | いいえ<br>0点 |
| 問1. | 自分が吸うつもりよりも、ずっと多くタバコを吸ってしまうことがありましたか？ | | |
| 問2. | 禁煙や本数を減らそうと試みて、できなかったことがありましたか？ | | |
| 問3. | 禁煙や本数を減らそうとしたときに、タバコがほしくてほしくてたまらなくなることがありましたか？ | | |
| 問4. | 禁煙したり本数を減らそうとしたときに、次のどれかがありましたか？<br>（イライラ、神経質、落ちつかない、集中しにくい、ゆううつ、頭痛、眠気、胃のむかつき、脈が遅い、手のふるえ、食欲または体重増加） | | |
| 問5. | 問4でうかがった症状を消すために、またタバコを吸い始めることがありましたか？ | | |
| 問6. | 重い病気にかかったときに、タバコはよくないとわかっているのに吸うことがありましたか？ | | |
| 問7. | タバコのために自分に健康問題が起きているとわかっていても、吸うことがありましたか？ | | |
| 問8. | タバコのために自分に精神的問題（※）が起きているとわかっていても、吸うことがありましたか？ | | |
| 問9. | 自分はタバコに依存していると感じることがありましたか？ | | |
| 問10. | タバコが吸えないような仕事やつきあいを避けることが何度かありましたか？ | | |
| 合計 | | | |

※（注）禁煙や本数を減らした時に出現する離脱症状（いわゆる禁断症状）ではなく、喫煙することによって神経質になったり、不安や抑うつなどの症状が出現している状態。

「はい」を1点、「いいえ」を0点として合計を出し、10問の点数の総計で依存度を判定。5点以上が「ニコチン依存症」と診断される。

（厚生労働省「e-ヘルスネット」、健康用語辞典
<http://www.e-healthnet.mhlw.go.jp/information/dictionary/tobacco/yt-048.html> より）

## 資料5　簡単なアルコールの体質判定法

【エタノール・パッチテスト】

1．テープに少量のガーゼを貼り、ガーゼに消毒用アルコール（70％）を湿らす。
2．ひじ関節とワキの中間など、皮膚のやわらかいところに貼る。
3．7分経ったらテープをはがす。
4．テープをはがしてから約10分後に反応をみる。

　　貼った部分が赤くなっていれば「アルコールに弱い体質（赤型体質）」、変化がなければ「強い体質（白型体質）」という目安になる。（皮膚が赤くなるのは、悪酔いの原因となるアセトアルデヒドの蓄積で毛細血管が拡張するため）

POINT　　◎安静時に行う（運動直後は避ける）
　　　　　◎エタノールを布の外へはみださせない
　　　　　◎貼ったほうの手をしめつけない
　　　　　◎貼ったテープの上を押さえない
　　　　　※お酒を飲んでいない状態で行う

参考資料　　203

## 資料6　飲酒状態の自己診断法

### 【KAST-M：新久里浜式アルコール症スクリーニングテスト（男性版）】

| 最近6ヶ月の間に次のようなことがありましたか？ | はい | いいえ |
|---|---|---|
| 1）食事は1日3回、ほぼ規則的にとっている | 0点 | 1点 |
| 2）糖尿病、肝臓病、または心臓病と診断され、その治療を受けたことがある | 1点 | 0点 |
| 3）酒を飲まないと寝付けないことが多い | 1点 | 0点 |
| 4）二日酔いで仕事を休んだり、大事な約束を守らなかったりしたことが時々ある | 1点 | 0点 |
| 5）酒をやめる必要性を感じたことがある | 1点 | 0点 |
| 6）酒を飲まなければいい人だとよく言われる | 1点 | 0点 |
| 7）家族に隠すようにして酒を飲むことがある | 1点 | 0点 |
| 8）酒がきれたときに、汗が出たり、手が震えたり、いらいらや不眠など苦しいことがある | 1点 | 0点 |
| 9）朝酒や昼酒の経験が何度かある | 1点 | 0点 |
| 10）飲まないほうがよい生活を送れそうだと思う | 1点 | 0点 |
| 合計点 | 点 | |

〈判定〉　合計点が4点以上：アルコール依存症の疑い群
　　　　　合計点が1～3点：要注意群（質問項目1番による1点のみの場合は正常群。）
　　　　　合計点が0点：正常群

### 【KAST-F：新久里浜式アルコール症スクリーニングテスト（女性版）】

| 最近6ヶ月の間に次のようなことがありましたか？ | はい | いいえ |
|---|---|---|
| 1）酒を飲まないと寝付けないことが多い | 1点 | 0点 |
| 2）医師からアルコールを控えるようにと言われたことがある | 1点 | 0点 |
| 3）せめて今日だけは酒を飲むまいと思っていても、つい飲んでしまうことが多い | 1点 | 0点 |
| 4）酒の量を減らそうとしたり、酒を止めようと試みたことがある | 1点 | 0点 |
| 5）飲酒しながら、仕事、家事、育児をすることがある | 1点 | 0点 |
| 6）私のしていた仕事をまわりの人がするようになった | 1点 | 0点 |
| 7）酒を飲まなければいい人だとよく言われる | 1点 | 0点 |
| 8）自分の飲酒についてうしろめたさを感じたことがある | 1点 | 0点 |
| 合計点 | 点 | |

〈判定〉　合計点が3点以上：アルコール依存症の疑い群
　　　　　合計点が1～2点：要注意群（質問項目6番による1点のみの場合は正常群。）
　　　　　合計点が0点：正常群

（独立行政法人国立病院機構久里浜医療センター HP
<http://www.kurihama-med.jp/alcohol/kast.html> より）

## 資料7　簡易ストレス度チェックリスト（自己評定用）

【簡易ストレス度チェックリスト（自己評定用）】(桂戴作、1980)

□　1.　頭がスッキリしていない（頭が重い）。

□　2.　目が疲れる（以前に比べると眼が疲れることが多い）。

□　3.　ときどき鼻づまりすることがある（鼻の具合がおかしいことがある）。

□　4.　目まいを感じることがある（以前はまったくなかった）。

□　5.　ときどき立ちくらみしそうになる（一瞬、クラクラッとすることがある）。

□　6.　耳鳴りがすることがある（以前はなかった）。

□　7.　しばしば口内炎ができる（以前と比べて口内炎ができやすくなった）。

□　8.　のどが痛くなることが多い（のどがヒリヒリすることがある）。

□　9.　舌が白くなっていることが多い（以前は正常だった）。

□　10.　今まで好きだったものをそう食べたいとも思わなくなった（食物の好みが変わってきている）。

□　11.　食物が胃にもたれるような気がする（なんとなく胃の具合がおかしい）。

□　12.　おなかがはったり、痛んだりする（下痢と便秘を交互にくり返したりする）。

□　13.　肩がこる（頭も重い）。

□　14.　背中や腰が痛くなることがある（以前はあまりなかった）。

□　15.　なかなか疲れがとれない（以前と比べると疲れがたまりやすくなった）。

□　16.　このごろ体重が減った（食欲がなくなる場合もある）。

□　17.　何かするとすぐ疲れる（以前に比べると疲れやすくなった）。

□　18.　朝、気持ちよく起きられないことがある（前日の疲れが残っているような気がする）。

□　19.　仕事に対してやる気がでない（集中力もなくなってきた）。

□　20.　寝つきが悪い（なかなか眠れない）。

□　21.　夢をみることが多い（以前はそうでもなかった）。

□　22.　夜中の1時、2時ごろに目がさめてしまう（そのあと寝つけないことが多い）。

□　23.　急に息苦しくなることがある（空気が足りないような感じがする）。

□　24.　ときどき動悸をうつことがある（以前はなかった）。

□　25.　胸が痛くなることがある（胸がギュッとしめつけられるような感じがする）。

□　26.　よくカゼをひく（しかも治りにくい）。

□　27.　ちょっとしたことでも腹が立つ（イライラすることが多い）。

□　28.　手足が冷たいことが多い（以前はあまりなかった）。

□　29.　手のひらやわきの下に汗のでることが多い（汗をかきやすくなった）。

□　30.　人と会うのがおっくうになっている（以前はそうでもなかった）。


＊採点：１項目が１点


〈ストレス度評定法と対応策〉

| 得点段階 | ストレス度 | 対応策 |
|---|---|---|
| 0－5 | 正常 | |
| 6－10 | 軽度ストレス | 要休養 |
| 11－20 | 中等度ストレス | 要相談 |
| 21－30 | 重度ストレス | 要受診 |

## 資料 8　職業性ストレス簡易調査票

【職業性ストレス簡易調査票（57項目）】

A　あなたの仕事についてうかがいます。最もあてはまるものに○を付けてください。

|  | そうだ | まあそうだ | ややちがう | ちがう |
|---|---|---|---|---|
| 1. 非常にたくさんの仕事をしなければならない | 1 | 2 | 3 | 4 |
| 2. 時間内に仕事が処理しきれない | 1 | 2 | 3 | 4 |
| 3. 一生懸命働かなければならない | 1 | 2 | 3 | 4 |
| 4. かなり注意を集中する必要がある | 1 | 2 | 3 | 4 |
| 5. 高度の知識や技術が必要なむずかしい仕事だ | 1 | 2 | 3 | 4 |
| 6. 勤務時間中はいつも仕事のことを考えていなければならない | 1 | 2 | 3 | 4 |
| 7. からだを大変よく使う仕事だ | 1 | 2 | 3 | 4 |
| 8. 自分のペースで仕事ができる | 1 | 2 | 3 | 4 |
| 9. 自分で仕事の順番・やり方を決めることができる | 1 | 2 | 3 | 4 |
| 10. 職場の仕事の方針に自分の意見を反映できる | 1 | 2 | 3 | 4 |
| 11. 自分の技能や知識を仕事で使うことが少ない | 1 | 2 | 3 | 4 |
| 12. 私の部署内で意見のくい違いがある | 1 | 2 | 3 | 4 |
| 13. 私の部署と他の部署とはうまが合わない | 1 | 2 | 3 | 4 |
| 14. 私の職場の雰囲気は友好的である | 1 | 2 | 3 | 4 |
| 15. 私の職場の作業環境（騒音、照明、温度、換気など）はよくない | 1 | 2 | 3 | 4 |
| 16. 仕事の内容は自分にあっている | 1 | 2 | 3 | 4 |
| 17. 働きがいのある仕事だ | 1 | 2 | 3 | 4 |

参考資料　207

B　最近1か月間のあなたの状態についてうかがいます。最もあてはまるものに○を付けてください。

| | ほとんどなかった | ときどきあった | しばしばあった | ほとんどいつもあった |
|---|---|---|---|---|
| 1. 活気がわいてくる | 1 | 2 | 3 | 4 |
| 2. 元気がいっぱいだ | 1 | 2 | 3 | 4 |
| 3. 生き生きする | 1 | 2 | 3 | 4 |
| 4. 怒りを感じる | 1 | 2 | 3 | 4 |
| 5. 内心腹立たしい | 1 | 2 | 3 | 4 |
| 6. イライラしている | 1 | 2 | 3 | 4 |
| 7. ひどく疲れた | 1 | 2 | 3 | 4 |
| 8. へとへとだ | 1 | 2 | 3 | 4 |
| 9. だるい | 1 | 2 | 3 | 4 |
| 10. 気がはりつめている | 1 | 2 | 3 | 4 |
| 11. 不安だ | 1 | 2 | 3 | 4 |
| 12. 落着かない | 1 | 2 | 3 | 4 |
| 13. ゆううつだ | 1 | 2 | 3 | 4 |
| 14. 何をするのも面倒だ | 1 | 2 | 3 | 4 |
| 15. 物事に集中できない | 1 | 2 | 3 | 4 |
| 16. 気分が晴れない | 1 | 2 | 3 | 4 |
| 17. 仕事が手につかない | 1 | 2 | 3 | 4 |
| 18. 悲しいと感じる | 1 | 2 | 3 | 4 |
| 19. めまいがする | 1 | 2 | 3 | 4 |
| 20. 体のふしぶしが痛む | 1 | 2 | 3 | 4 |
| 21. 頭が重かったり頭痛がする | 1 | 2 | 3 | 4 |
| 22. 首筋や肩がこる | 1 | 2 | 3 | 4 |
| 23. 腰が痛い | 1 | 2 | 3 | 4 |
| 24. 目が疲れる | 1 | 2 | 3 | 4 |
| 25. 動悸や息切れがする | 1 | 2 | 3 | 4 |
| 26. 胃腸の具合が悪い | 1 | 2 | 3 | 4 |
| 27. 食欲がない | 1 | 2 | 3 | 4 |
| 28. 便秘や下痢をする | 1 | 2 | 3 | 4 |
| 29. よく眠れない | 1 | 2 | 3 | 4 |

C　あなたの周りの方々についてうかがいます。最もあてはまるものに○を付けてください。

|  | 非常に | かなり | 多少 | 全くない |
|---|---|---|---|---|

次の人たちはどのくらい気軽に話ができますか？

| 1. 上司 | 1 | 2 | 3 | 4 |
|---|---|---|---|---|
| 2. 職場の同僚 | 1 | 2 | 3 | 4 |
| 3. 配偶者、家族、友人等 | 1 | 2 | 3 | 4 |

あなたが困った時、次の人たちはどのくらい頼りになりますか？

| 4. 上司 | 1 | 2 | 3 | 4 |
|---|---|---|---|---|
| 5. 職場の同僚 | 1 | 2 | 3 | 4 |
| 6. 配偶者、家族、友人等 | 1 | 2 | 3 | 4 |

あなたの個人的な問題を相談したら、次の人たちはどのくらいきいてくれますか？

| 7. 上司 | 1 | 2 | 3 | 4 |
|---|---|---|---|---|
| 8. 職場の同僚 | 1 | 2 | 3 | 4 |
| 9. 配偶者、家族、友人等 | 1 | 2 | 3 | 4 |

D　満足度について

|  | 満足 | まあ満足 | やや不満足 | 不満足 |
|---|---|---|---|---|
| 1. 仕事に満足だ | 1 | 2 | 3 | 4 |
| 2. 家庭生活に満足だ | 1 | 2 | 3 | 4 |

（厚生労働省「労働安全衛生法に基づくストレスチェック制度の実施マニュアル」より）

参考資料　209

## 資料9　日本版パインズ・バーンアウト測定尺度

【日本版　パインズ・バーンアウト測定尺度】（稲岡文昭、1988年翻訳版）

　以下の①～㉑の質問項目の1つ1つについて、あなたは最近どの程度で体験しますか。該当する箇所に○をつけてください。

| | まったくない | ごくまれにある | まれにある | ときどきある | しばしばある | たいていある | いつもある |
|---|---|---|---|---|---|---|---|
| ① 疲れやすい | 1 | 2 | 3 | 4 | 5 | 6 | 7 |
| ② 気がめいる | 1 | 2 | 3 | 4 | 5 | 6 | 7 |
| ③ 毎日の生活が楽しい | 1 | 2 | 3 | 4 | 5 | 6 | 7 |
| ④ からだが疲れ果てる | 1 | 2 | 3 | 4 | 5 | 6 | 7 |
| ⑤ 精神的にまいってしまう | 1 | 2 | 3 | 4 | 5 | 6 | 7 |
| ⑥ こころが満たされている | 1 | 2 | 3 | 4 | 5 | 6 | 7 |
| ⑦ 精根が尽き果てる | 1 | 2 | 3 | 4 | 5 | 6 | 7 |
| ⑧ ないがしろにされた気持ちになる | 1 | 2 | 3 | 4 | 5 | 6 | 7 |
| ⑨ みじめな気持になる | 1 | 2 | 3 | 4 | 5 | 6 | 7 |
| ⑩ 力を使い果たした気持ちになる | 1 | 2 | 3 | 4 | 5 | 6 | 7 |
| ⑪ 期待はずれの気持ちになる | 1 | 2 | 3 | 4 | 5 | 6 | 7 |
| ⑫ 自分がいやになる | 1 | 2 | 3 | 4 | 5 | 6 | 7 |
| ⑬ うんざりした気持ちになる | 1 | 2 | 3 | 4 | 5 | 6 | 7 |
| ⑭ わずらわしい気持ちに陥る | 1 | 2 | 3 | 4 | 5 | 6 | 7 |
| ⑮ まわりの人に対して幻滅感や憤りを感じる | 1 | 2 | 3 | 4 | 5 | 6 | 7 |
| ⑯ 気が弱くなる | 1 | 2 | 3 | 4 | 5 | 6 | 7 |
| ⑰ なげやりな気持ちになる | 1 | 2 | 3 | 4 | 5 | 6 | 7 |
| ⑱ 拒否された気分になる | 1 | 2 | 3 | 4 | 5 | 6 | 7 |
| ⑲ 楽観的な気分になる | 1 | 2 | 3 | 4 | 5 | 6 | 7 |
| ⑳ 意欲にもえた気持ちになる | 1 | 2 | 3 | 4 | 5 | 6 | 7 |
| ㉑ 不安な気持ちになる | 1 | 2 | 3 | 4 | 5 | 6 | 7 |

〈採点法〉

$$\dfrac{A+(32-B)}{B}=バーンアウト得点$$

A＝B以外の質問項目の回答数字の合計
B＝質問項目3、6、19、20の回答数字の合計

〈解釈〉

2.9以下…精神的に安定し心身ともに健全である。
3.0～3.9…バーンアウトの徴候がみられる。
4.0～4.9…バーンアウトに陥っている状態。
5.0以上…臨床的にうつ状態。

（宗像恒次ほか著『燃えつき症候群：医師・看護婦・教師のメンタル・ヘルス』金剛、1988年参照）

210　参考資料

## 資料10　がんを防ぐための新12か条

【がんを防ぐための新12か条】

あなたのライフスタイルをチェックそして今日からチェンジ!!

1条　たばこは吸わない　　2条　他人のたばこの煙をできるだけ避ける　　3条　お酒はほどほどに

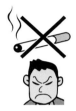
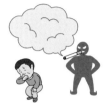

4条　バランスのとれた食生活を　　5条　塩辛い食品は控えめに　　6条　野菜や果物は不足にならないように

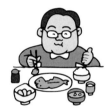
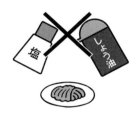
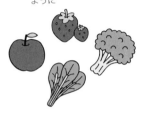

7条　適度に運動　　8条　適切な体重維持　　9条　ウイルスや細菌の感染予防と治療

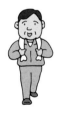
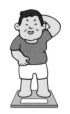
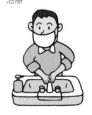

10条　定期的ながん検診を　　11条　身体の異常に気がついたら、すぐに受診を　　12条　正しいがん情報でがんを知ることから

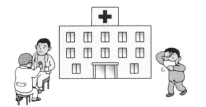
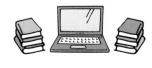

（財団法人がん研究振興財団「がんを防ぐための新12か条」<http://www.fpcr.or.jp/pdf/12kajou.pdf> を参照）

## 資料11　AIDSの正しい理解のために

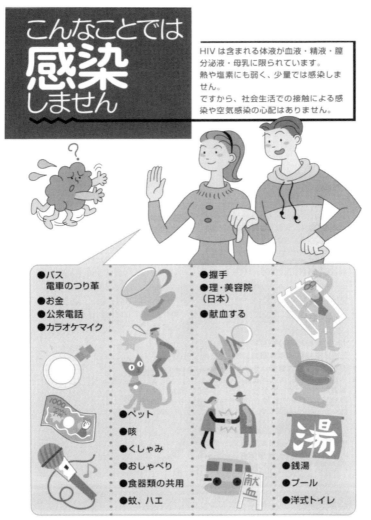

（財団法人エイズ予防財団監修『予防と共生のための基礎知識　話し合おうエイズ』
グラフィックインターナショナル、2009年、7頁より）

212　参考資料

## 資料12　感染症の分類

| 感染症法に基づく分類 | | 感染症名等 | 感染力・重篤性 |
|---|---|---|---|
| 感染症類型 | 一類感染症 | エボラ出血熱、クリミア・コンゴ出血熱、痘そう、南米出血熱、ペスト、マールブルグ病、ラッサ熱 | きわめて高い危険性 |
| | 二類感染症 | 急性灰白髄炎、結核、ジフテリア、重症急性呼吸器症候群（SARS）、中東呼吸器症候群（MERS）*、鳥インフルエンザ（H5N1 および H7N9*） | 高い危険性 |
| | 三類感染症 | コレラ、細菌性赤痢、腸管出血性大腸菌感染症、腸チフス、パラチフス | 高くない危険性 特定の職業就業で集団発生の可能性 |
| | 四類感染症 | E型肝炎、A型肝炎、黄熱、Q熱、狂犬病、炭疽、鳥インフルエンザ（鳥インフルエンザ（H5N1 および H7N9）を除く）、ボツリヌス症、マラリア、野兎病、その他の感染症（政令で規定） | 高くない危険性 発生・拡大を防止すべき 動物・飲食物などを介した感染 診断後直ちに全数届出が求められる |
| | 五類感染症 | インフルエンザ（鳥インフルエンザおよび新型インフルエンザ等感染症を除く）、ウイルス性肝炎（E型、A型肝炎を除く）、クリプトスポリジウム症、後天性免疫不全症候群、性器クラミジア感染症、梅毒、麻しん、メチシリン耐性黄色ブドウ球菌感染症、その他の感染症（省令で規定） | 高くない危険性 発生・拡大を防止すべき |
| 新型インフルエンザ等感染症 | | 新型インフルエンザ 再興型インフルエンザ | 全国的かつ急速なまん延により国民の生命・健康に重大な影響を与えるおそれ |
| 指定感染症 | | 政令で1年間に限定して指定される感染症 | 一～三類に準ずる |
| 新感染症 | | [当初]　都道府県知事が厚生労働大臣の技術的指導・助言を得て個別に応急対応する感染症 | 未知の感染症 きわめて高い危険性 |
| | | [要件指定後]　政令で症状等の要件指定をした後に一類感染症と同様の扱いをする感染症 | |

＊：2014年11月21日公布の「感染症の予防及び感染症の患者に対する医療に関する法律の一部を改正する法律」により二類感染症に追加（2015年1月21日施行）

（厚生労働統計協会編『図説　国民衛生の動向2014/2015』厚生労働統計協会、2014年、68頁を改変）

## 〈役に立つサイト・参考図書〉

厚生労働省生活習慣病予防のための健康情報サイト
「e-ヘルスネット」http://www.e-healthnet.mhlw.go.jp/
- ・「健康政策」
  http://www.e-healthnet.mhlw.go.jp/information/other-summaries/policy
- ・「健康づくりのための運動基準2006〜身体活動・運動・体力〜報告書」
  http://www.mhlw.go.jp/bunya/kenkou/undou02/pdf/data.pdf
- ・「身体活動・運動」http://www.e-healthnet.mhlw.go.jp/information/food
- ・「喫煙」http://www.e-healthnet.mhlw.go.jp/information/tobacco
- ・「飲酒」http://www.e-healthnet.mhlw.go.jp/information/alcohol
- ・「栄養食生活」http://www.e-healthnet.mhlw.go.jp/information/food
- ・「休養・こころの健康」
  http://www.e-healthnet.mhlw.go.jp/information/heart
- ・「生活習慣病」
  http://www.e-healthnet.mhlw.go.jp/information/other-summaries/diseases
- ・「メタボリックシンドローム」
  http://www.e-healthnet.mhlw.go.jp/information/metabolic
- ・「歯・口腔の健康」http://www.e-healthnet.mhlw.go.jp/information/teeth
- ・「夜食症候群とは」
  http://www.e-healthnet.mhlw.go.jp/information/metabolic/m-02-004.html
- ・「ストレスと食生活」
  http://www.e-healthnet.mhlw.go.jp/information/food/e-04-001.html

厚生労働省「感染症情報」
http://www.mhlw.go.jp/stf/seisakunitsuite/bunya/kenkou_iryou/kenkou/kekkaku-kansenshou/index.html
厚生労働省「知ることからはじめよう　みんなのメンタルヘルス」
http://www.mhlw.go.jp/kokoro/

理化学研究所脳科学総合研究センター編『脳科学の教科書 こころ編』岩波書店、2013年
理化学研究所脳科学総合研究センター編『脳科学の教科書 神経編』岩波書店、2011年
水谷仁『Newton別冊　体のしくみと病気──慢性疲労から最新がん治療まで──症状と病気、その対処法と治療法』ニュートンプレス、2012年
水谷仁『Newton別冊　肥満のサイエンス』ニュートンプレス、2014年
水谷仁『Newton別冊　ウイルスと感染症』ニュートンプレス、2015年
三菱UFJリサーチ＆コンサルティング環境・エネルギー部監修、オフィステクスト著『手にとるように環境問題がわかる本』かんき出版、2012年
吉田昌史著、井口泰泉監修『図解「環境ホルモン」を正しく知る本──2時間でわかる』中経出版、1998年

# 〈参考文献・サイト〉

厚生労働省HP＞政策について＞分野別の政策一覧＞健康・医療＞健康
　「栄養・食育対策」（「国民健康・栄養調査」、「日本人の食事摂取基準」など）
　「生活習慣病対策」、「がん対策」、「疾病対策」、「結核・感染症対策」など
厚生労働統計協会『国民衛生の動向』
日本学校保健会編『学校保健の動向』日本学校保健会出版部・丸善出版

- 青木眞『まるごと一冊エイズの本』日本プランニングセンター、1996年
- 伊藤真次、森谷絜『新ストレス学』朝倉書店、1991年
- NHK取材班編『ビジュアル　人体データブック（驚異の小宇宙・人体：NHKサイエンススペシャル　別巻2）』日本放送出版協会、1990年
- 大木幸介『脳がここまでわかってきた——分子生理学による「心の解剖」』光文社、1989年
- 大塚正八郎、大学保健教育研究会編著『大学保健』新版、犀書房、1990年
- 大塚正八郎、石河利寛ほか編著『新・保健科教育法』講談社、1974年
- 桑原丙午生『おはなし栄養学』改訂4版、第一出版、1966年
- 小出五郎『脳——1400グラムの宇宙』朝日新聞社、1988年
- 厚生省保険医療局地域保健・健康増進栄養課生活習慣病対策室監修「'98生活習慣病のしおり」社会保険出版社、1998年
- 小杉正太郎編『ストレスと健康の心理学』朝倉書店、2006年
- 齊藤勇『イラストレート　心理学入門』第2版、誠信書房、2010年
- 齋藤滋『よく噛んで食べる——忘れられた究極の健康法』日本放送出版協会、2005年
- 佐島群巳監修、ヴィップス編『オゾン層の破壊をふせごう——日光・大気・健康』ほるぷ出版、1998年
- 島悟編著『ストレスとこころの健康』ナカニシヤ出版、1997年
- 島内憲夫、鈴木美奈子『ヘルスプロモーション』垣内出版、2012年
- 鈴木明、和田雅史編著『現代人のための保健体育理論』改訂版、共栄出版、1990年
- 高石昌弘ほか『からだの発達——身体発達学へのアプローチ』改訂版、大修館書店、1981年
- 高橋徹三、鈴木健『最新栄養化学』第2版、医歯薬出版、1968年
- 竹内均編『Newton別冊　からだのサイエンス——人体の不思議を解き明かす』ニュートンプレス、1996年
- 竹内均編『Newton別冊　人体の不思議——からだと脳の秘密／がんとエイズは治るのか？』ニュートンプレス、1992年
- 竹内均編『Newton別冊　病気がわかる本——健康な暮らしのための基礎知識』ニュートンプレス、2002年
- 武田敏、松岡弘編『現代のエスプリ　エイズと教育』至文社、1993年
- 田多井吉之介『ストレス——その学説と健康設計への応用』新版、創元社、1989年
- 田能村祐麒、高橋史朗編『現代のエスプリ　性と生命の教育』至文社、1993年
- 田辺信介『環境ホルモン——何が問題なのか』岩波書店、岩波ブックレット、1998年
- 中野昭一編著『図説・運動・スポーツの功と罪——運動生理・スポーツ医学・栄養』医歯薬出版、1997年
- 日経サイエンス編集部編『別冊日経サイエンス　特集：脳と心の科学　心のミステリー』日経サイエンス社、1998年

参考文献・サイト　215

- 日本子どもを守る会編『子ども白書2012』草土文化、2012年
- 日本肥満学会肥満症診療のてびき編集委員会編『肥満症——診断・治療・指導のてびき』医歯薬出版、1993年
- 丹羽昇『姿勢教室——よい姿勢で驚くほど健康に』同文書院、1985年
- 根岸昌功ほか編『エイズ教育テキスト——予防と共存のためのQ&A』学習研究社、1994年
- 馬場悠男、坂井建雄編『人体の世界——特別展：日本解剖学会百周年記念』読売新聞社、1995年
- ハンス・クラウス、ヴィルヘルム・ラープ共著『運動不足病——運動不足に起因する病気とその予防』広田公一、石川旦共訳、ベースボールマガジン社、1977年
- フロイド・E.ブルームほか著『脳の探検（下）——脳から精神と行動を見る』久保田競監訳、講談社、1987年
- 正木健雄編『子どものからだは蝕まれている』新版、柏樹社、1990年
- 正木健雄、石田一宏、千葉友幸、丸岡玲子著、家庭栄養研究会編『21世紀を生きる子どもの体と心の健康』たべもの通信社・本の泉社、1996年
- 増田敦子監修『ステップアップ解剖生理学ノート』サイオ出版、2014年
- 三菱UFJリサーチ＆コンサルティング環境・エネルギー部監修、オフィステクスト著『手にとるように環境問題がわかる本』かんき出版、2012年
- 武藤孝司、福渡靖『健康教育——ヘルスプロモーションの評価』篠原出版新社、1998年
- 森亨監修『からだのしくみ・はたらきがわかる事典——カラー図解』西東社、2004年
- 森本兼曩『ストレス危機の予防医学——ライフスタイルの視点から』日本放送出版協会、1997年
- 矢田純一『アレルギーの話』岩波書店、1985年
- 山口和克『病気の地図帳』新版、講談社、2000年
- 吉田昌史著、井口泰泉監修『図解「環境ホルモン」を正しく知る本——2時間でわかる』中経出版、1998年
- 脇本忠明『ダイオキシンの正体と危ない話——わが家をいますぐ守れ！：アメリカの1000倍の"生命危機"にさらされている日本人』青春出版社、1998年

## 著者紹介

### 和田雅史（わだ・まさふみ）

聖学院大学人間福祉学部こども心理学科教授。

1976年東京教育大学卒業、1978年筑波大学大学院修士課程修了。医学博士（昭和大学医学部1990年）。2003年University of Washington客員研究員。専門は学校保健学、健康教育学。

〔著書〕

『健康科学ヘルスプロモーションの理念』補正版（犀書房）、『現代学校保健学』（共編著、共栄出版）、『帰国生のいる教室 —— 授業が変わる・学校が変わる』（共編著、日本放送出版協会）、『現代人のための保健体育理論』（共編著、共栄出版）、『子どもの健康と学校保健』（分担執筆、学習研究社）など。

### 齊藤理砂子（さいとう・りさこ）

聖学院大学人間福祉学部こども心理学科准教授。

2006年千葉大学大学院教育学研究科養護教育専攻修了。 教育学修士（千葉大学）。専門は、小児保健学、学校保健、ヘルスプロモーション。

〔著書〕

『現代学校保健学』（分担執筆、共栄出版）、『改訂　養護教諭のための保健・医療・福祉系実習ハンドブック』（分担執筆、東山書房）、『「感じ」と「気づき」を大切にした保健の授業づくり』（分担執筆、教育出版）、『救急処置「なぜなに」事典』（分担執筆、東山書房）など。

## 【執筆担当】

和田雅史：第Ⅰ章、第Ⅱ章 2、3、第Ⅲ章 1、2-2、4、5-5、第Ⅳ章、第Ⅴ章

齊藤理砂子：第Ⅱ章 1、第Ⅲ章 2-1、3、5-1、5-2、5-3、5-4

<ruby>健康科学<rt>けんこう か がく</rt></ruby>

# ヘルスプロモーション

初版第 1 刷発行　　2016 年 2 月 29 日

著　者　　　和田雅史

　　　　　　齊藤理砂子

発行者　　　阿久戸光晴

発行所　　　聖学院大学出版会

　　　　　　〒362-8585　埼玉県上尾市戸崎 1 番 1 号

　　　　　　Tel. 048-725-9801　　Fax. 048-725-0324

　　　　　　E-mail: press@seigakuin-univ.ac.jp

装　丁　　　岸　和泉

印刷所　　　株式会社堀内印刷所

©2016, Masahumi Wada & Risako Saitou

ISBN978-4-907113-17-9　C0047

## ■聖学院大学出版会の本■

# 安全という幻想──エイズ騒動から学ぶ

郡司篤晃著　ISBN978-4-907113-15-5　C0047（2015）　本体価格2,000円

　なぜ日本の血友病患者にエイズ感染が広がり、そのことについての誤った責任追及が行われたのか。これまで明かされることのなかった真実と悲劇を繰り返さないための政策提言。エイズ政策の意思決定にかかわり、日本社会の危うさと病理を実感し続けてきた当事者が30年越しに綴る。

第一章：エイズの侵入と初期対応／第二章：研究の進歩と知見の変化／
第三章：エイズ訴訟と和解に向けての動き／第四章：国々の対応／
第五章：より良い社会づくりのために／第六章：思うこと

# デジタルの際──情報と物質が交わる現在地点

河島茂生 編著　ISBN978-4-907113-11-7　C0036（2014）　本体価格2,000円

　徹底的ともいえるデジタルの拡張が続くなかで、社会的な集合性や個人、身体はいかにあるのか。デジタルに捉えられない領域はあるのか。デジタルの幻惑から抜け出すために、本書は、「情報／物質」「集合性／個別性」の軸を交差させ、それらの領分の様相に接近する。

序　章　デジタル・ナルシス
第Ⅰ部　集合性をまとうデジタル情報の運動
　　第一章　ネットにおける集合性変容の予兆と資本主義 ── ユーザー生成型メディアの来歴と未来
　　第二章　個人情報をめぐるせめぎあい ──「人類史上最悪絶望的事件」の集合性
第Ⅱ部　デジタル情報にまみれる個人のありか
　　第三章　多重性が消失するとき ── 人格の一元化
　　第四章　アイデンティティの不確定性 ── 固定化から生成変化へ
第Ⅲ部　情報と身体とのかかわり
　　第五章　レイヤー化するイメージ ── 動画の分割性について
　　第六章　「パターン」としての「心身問題」── 情報とクオリアの際、その地図
第Ⅳ部　デジタル情報に包摂されないコミュニケーション
　　第七章　e‑ラーニングとラーニング・コモンズ ── 遠隔の学習、場を同じくする学習
　　第八章　オンライン時代のゲームセンター ── ソーシャルメディアとゲームを媒介としたコミュニケーション